DIANXIAN HUANZHE DE
JIANKANG GUANLI

癫痫患者的
健康管理

杨　蓉　李劲梅　李银萍◎主编

U0254800

四川科学技术出版社

图书在版编目（CIP）数据

癫痫患者的健康管理／杨蓉，李劲梅，李银萍主编.
— 成都：四川科学技术出版社，2022.7（2024.8 重印）

ISBN 978 - 7 - 5727 - 0646 - 2

Ⅰ . ①癫… Ⅱ . ①杨… ②李… ③李… Ⅲ . ①癫痫 -
防治 Ⅳ . ①R742.1

中国版本图书馆 CIP 数据核字（2022）第 129795 号

癫痫患者的健康管理
DIANXIAN HUANZHE DE JIANKANG GUANLI

杨 蓉 李劲梅 李银萍 主编

出 品 人	程佳月
责任编辑	税萌成
封面设计	墨创文化
责任出版	欧晓春
出版发行	四川科学技术出版社

成都市锦江区三色路 238 号 邮政编码 610023
官方微博：http://e.weibo.com/sckjcbs
官方微信公众号：sckjcbs
传真：028 - 86361756

成品尺寸	240mm×170mm
印 张	7 字 数 140 千字
印 刷	成都一千印务有限公司
版 次	2022 年 8 月第一版
印 次	2024 年 8 月第二次印刷
定 价	39.00 元

ISBN 978 - 7 - 5727 - 0646 - 2

邮 购：成都市锦江区三色路 238 号新华之星 A 座 25 层 邮政编码：610023
电 话：028 - 86361770

《癫痫患者的健康管理》编委会

主　编　杨　蓉　李劲梅　李银萍

副主编　马雪萍

编　者　李宏丹　黎恩知　李邦静

　　　　史明英　张　齐　涂双燕

目录

Contents

第一章

[癫痫的基本信息]

第一节 癫痫的相关概念

一、中枢神经系统的构成和功能

中枢神经系统由脑（大脑、间脑、脑干和小脑）和脊髓组成。

（一）大脑

大脑是高级神经活动的场所，包括左右两个大脑半球，是控制运动，产生感觉、情感和意识行为的高级中枢，是人类思维和意识的器官。大脑半球由外向内依次为大脑皮质、白质和基底核三个部分，大脑半球表面分为额叶、颞叶、顶叶和枕叶。左侧大脑半球主要在语言、逻辑思维、分析力和计算力等方面起重要作用；右侧大脑半球主要在音乐、美术、空间、形状识别等方面起重要作用。语言中枢大多在左侧大脑半球，左利手者部分位于右侧大脑半球。

额叶：与记忆、理解执行功能、语言运动、高级情感及个性特征密切相关。

颞叶：其负责听觉的处理，也与语言、记忆与情感活动有关。

顶叶：其与身体各种感觉、数学和逻辑有关。

枕叶：其是视觉皮质中枢，损伤将发生视觉障碍。

（二）间脑

间脑位于中脑和大脑半球之间，结构上可分为丘脑、上丘脑、下丘脑、底丘脑等，主要功能为各种感觉传导的皮质下中枢和中继站，也与维持机体内环境稳定、控制内分泌功能活动、内脏活动等有关。

（三）脑干

脑干由中脑、脑桥和延髓组成。脑干是生命中枢，主要功能是维持大脑的意识清醒状态，调节机体肌张力和骨骼肌的运动。

（四）小脑

小脑位于大脑半球后方，覆盖在脑桥及延髓之上，位于中脑和延髓之间，小脑通过与大脑、脑干和脊髓之间丰富的传入和传出联系，参与躯体平衡和肌肉张力（肌紧张）的调节以及随意运动的协调。

（五）脊髓

脊髓发出 31 对脊神经分布到四肢和躯干，是上下行传导通路的中继站，也是反射中枢。脊髓的活动在大脑的控制下进行，主要功能为传导各种感觉及运动冲动，控制各种脊髓反射。脊髓反射主要分为躯体反射（如牵张反射、屈曲反射及浅反射）和内脏反射（如竖毛反射、膀胱排尿反射和直肠排便反射）。

二、什么是癫痫

癫痫（epilepsy），即老百姓俗称的"羊角风"或"羊癫疯"，是指由不同病因引起脑部神经元高度同步化异常放电所导致的临床综合征。其具有反复性、发作性、短暂性、刻板性的特点。因异常放电神经元的位置不同及异常放电波及的范围差异，患者的发作形式不一，可以表现为感觉、运动、自主神经、意识、精神、记忆、认知或行为的异常。癫痫与"羊"无关，吃羊肉、接触羊不会感染癫痫，癫痫患者在常规情况下吃羊肉、接触羊也不会导致癫痫发作。

2014 年，国际抗癫痫联盟（International League Against Epilepsy，ILAE）的癫痫定义认为，诊断癫痫需符合下列任何一个条件定义的脑部疾病：

（1）至少两次非诱导性（或反射性）痫性发作，间隔时间大于 24 小时。

（2）一次非诱导性（或反射性）痫性发作，并且在未来 10 年内再次发作风险与两次非诱发性发作风险相当（60%）。

（3）诊断为癫痫综合征。

三、什么是癫痫综合征

癫痫综合征是指由一组症状和体征组成的特定的癫痫现象，具有独特的临床特征、病因及预后。在诊断为癫痫及发作类型后，根据患者发病年龄、发作类型、发作时间规律和诱因、脑电图特征及影像学结果、家族史和既往史、药物治疗效果、预后等相关资料可以做出癫痫综合征的诊断。

四、什么是难治性癫痫

难治性癫痫又称为耐药性癫痫或顽固性癫痫，指经规范、足量使用两种或两种以上抗癫痫治疗方案失败（不论是单药治疗还是多种药物的组合），仍不能控制发作的癫痫，并且每种方案均是患者能够耐受的，根据患者发作情况正确地选择合适的治疗方案。难治性癫痫危险因素有：

（1）复杂部分性发作、婴儿痉挛及 Lennox – Gastaut 综合征、West 综合征等。

（2）发作频繁，每天数次。

（3）出现过癫痫持续状态。

（4）对发作频率判断错误。

（5）起病后延误治疗。

（6）不适当的多种药物合并应用。

（7）同一时间内在几个医疗单位应用不同的治疗计划。

（8）对合并的精神障碍认识不足。

（9）有明确的病因，尤其是先天性代谢异常、颅内发育障碍及脑外伤等。

五、什么是反射性痫性发作

反射性痫性发作不是独立的发作类型。其特点是发作具有特殊的外源性或内源性促发因素，即每次发作均为某种特定感觉刺激所促发，并且发作与促发因素之间有密切的锁时关系。其具有以下特点：

（1）促发因素可以是简单的感觉刺激，如视觉性闪光刺激、听觉、躯体感觉诱发；也可由复杂刺激诱发，如阅读、下棋、进食、看电视、玩纸牌、打麻将等非病理性因素。

（2）发热、药物戒断等病理性情况下诱发的发作则不属于反射性发作。同一个患者可能同时出现反射性癫痫和自发性癫痫，即无论有无反射因素存在，癫痫均可发作。同样的刺激不一定每次都能引起癫痫发作，或者同一类型的癫痫发作。

（3）无特定的发作形式，可以表现为全身强直—痉挛发作、单纯部分或复杂部分发作。

（4）对查明病因的患者首先进行病因治疗，发作次数少的患者可不进行药物治疗，尽量避免诱发刺激即可。

六、什么是癫痫持续状态

癫痫持续状态（status epilepticus，SE）传统定义：指发作持续时间超过30分钟的癫痫发作，或两次发作间意识没有完全恢复。按发作类型可分为惊厥性癫痫持续状态和非惊厥性癫痫持续状态。非惊厥性癫痫持续状态可进一步分为局灶性和全面性两类。其中，局灶性非惊厥性癫痫持续状态包括单纯部分性、复杂部分性和微小发作非惊厥性癫痫持续状态。而全面性非惊厥性癫痫持续状态主要包括典型失神持续状态和不典型失神持续状态。

目前国际上对癫痫持续状态时间定义的新趋势是：惊厥性癫痫持续状态的持续时间为5分钟，局灶性非惊厥性癫痫持续状态伴有意识改变的持续时间超过10分钟，失神持续状态的发作时间超过10分钟。

第二节　癫痫的疾病负担

一、癫痫的基本流行病学特点

癫痫是世界上最常见的神经系统疾病之一，是世界卫生组织重点防治的五大精神疾病之一。其发病率高，影响到世界上大约5 000万所有年龄段的人。我国流行病学调查显示癫痫患病率为7‰，我国约有900万癫痫患者，每年新发癫痫患者20万~40万人。其中，癫痫持续状态是最常见的神经系统急重症之一，年发病率为1‰~2‰。癫痫可能发生猝死和意外死亡，根据患者人群的差异以及持续状态分类，死亡率为3%~40%，其死亡率是普通人群的5倍。

二、癫痫的危害

癫痫为可治疗性疾病，大多数患者预后较好，但癫痫仍会对患者及其家庭造成不同程度的影响，分别有以下方面。

（一）经济压力

癫痫属于长期慢性疾患，给癫痫患者及社会带来巨大的经济负担，每年国家癫痫治疗的经济负担超过200亿元人民币。近30%的癫痫患者为耐药性癫痫，其经济负担更重。患者的抗癫痫药物（ASMs）是最主要的花费项目，而且患者的总花费和疾病的严重程度与药物效果具有相关性，难治性癫痫的患者总花费明显高于非难治性癫痫患者，其中抗癫痫药物占比更大。

（二）心理压力

癫痫不仅造成较大的经济压力，由于社会对其认识度不高，也加重了癫痫患者的病耻感。大众对癫痫错误的认知常常加重癫痫患者的精神负担，出现害怕自卑、抵触、焦虑、抑郁、淡漠、易怒等不良的心理反应，甚至拒绝与外界交流。

（三）学习障碍

发作频繁且不受药物控制的癫痫类型常会影响患者的认知及行为能力，导致注意力缺陷障碍，体现为不能久坐、注意力不集中，偶有行为冲动、言语冲动的情况，从而影响患者的学习，造成患者学习能力低下或降低。

（四）婚姻问题

大多数人对癫痫患者存在一定程度的误解，认为癫痫是遗传性疾病，将会对子女具有直接影响，不适宜结婚和繁育后代。其实癫痫患者的子女患癫痫的概率和普通人的子女患癫痫的概率相差不大，癫痫患者是可以结婚生子的。

（五）就业困难

由于部分难治性癫痫可能导致认知障碍、自理能力降低、社会技能退化等情况，所以患者还会面临社会性降低、就业技能学习能力较低的状况，并且由于癫痫发作的不确定性，患者往往不容易找到长期稳定的工作，导致经济来源不稳定。

（六）其他危害

严重的癫痫甚至会影响患者的认知、自理能力以及婚育等问题。此外，在癫痫全面发作或癫痫持续状态时常容易发生猝死和意外受伤。

第三节 癫痫的病因与诱因

一、癫痫的病因

癫痫的发生是内在遗传因素和外界环境因素在个体相互作用的结果，每个癫痫患者的病因学均包括这两种因素，只是所占比例不同。其发病机制较为复杂，可能与脑内神经递质的异常、突触的变化、离子通道的改变、免疫与遗传等有关。目前，国际抗癫痫联盟建议将癫痫病因大致分为六大类：遗传性、结构性、代谢性、免疫性、感染性及其他。此外，病因与年龄的关系也较为密切，不同年龄组的病因分布是不同的。

（一）不同年龄组常见的病因

1. 新生儿及婴儿期

新生儿及婴儿期常见病因有先天因素及缺氧、窒息、头颅产伤等围产期因素，线粒体脑肌病等遗传代谢性疾病以及皮质发育畸形等。

2. 儿童以及青春期

儿童以及青春期常见病因有结节性硬化等遗传性疾病、中枢神经系统感染、脑发育异常以及与新生儿及婴儿期相同的先天及围产期因素等。

3. 成人期

成人期常见病因有海马硬化、头颅外伤、脑肿瘤、中枢神经系统感染性疾病等。

4. 老年期

老年期常见病因有脑血管意外、脑肿瘤、代谢性疾病、变性疾病等。

(二) 遗传性病因

遗传因素是导致癫痫的重要原因，尤其是经典的特发性癫痫。癫痫的遗传学病因主要有四种表现形式：单基因遗传性癫痫、多基因遗传性癫痫、遗传性多系统疾病中的癫痫、细胞（染色体）遗传异常所致的癫痫。与遗传性病因有关的癫痫是多种多样的，其潜在基因目前尚不清楚。

(三) 获得性病因

1. 海马硬化

海马硬化是颞叶癫痫患者最常见的病因。在没有其他结构性病变的药物难治性癫痫患者中，有1/3的患者存在海马硬化。伴海马硬化的颞叶癫痫通常会表现出典型的内侧颞叶癫痫的临床特点。

2. 出生前及围产期脑损伤

既往研究显示，颅内出血和出生窒息引起的缺血缺氧性脑病与日后的癫痫明显相关。其他如孕期子痫、毒血症、产钳的使用、脐带绕颈、新生儿癫痫发作等因素对日后癫痫的发生影响有限。

3. 中枢神经系统感染

中枢神经系统感染是发生癫痫的重要危险因素。颅内感染患者发生癫痫的风险是普通人群的7倍，在感染后5年内患癫痫风险最高，且风险可持续存在15年。其中，病毒性脑炎患者较细菌性脑膜炎患者患病风险高。在发展中国家，脑囊虫病是症状性癫痫的常见原因。

4. 脑血管病

脑卒中是老年性癫痫最主要的病因，也是最常见的获得性病因。出血性卒中患者要比缺血性卒中患者更容易患癫痫。部位表浅的脑卒中更容易发生癫痫，比如皮质或近皮质区域。颅内出血导致日后发生癫痫的风险为5% ~ 10%，其中蛛网膜下腔出血的风险最高，大约为25%。反复多次脑卒中患者的癫痫发病率明显增高。卒中后早期出现癫痫发作也提示日后发生癫痫的风险增加。卒中后癫痫患者中有2/3是在卒中后5年内患病的，其中大多数在1

年内患病。此外，脑动静脉畸形、海绵状血管瘤、皮质静脉性梗死也是癫痫常见的脑血管方面的病因。

5. 脑肿瘤

原发性脑肿瘤是癫痫发作常见的病因之一，尤其是低分化的恶性肿瘤。在所有新诊断的癫痫中，6%的患者是由脑肿瘤引起的，其中以成人患者为主。在成人诊断为癫痫的患者中，病因为脑肿瘤的占比为25%，而在新诊断的儿童癫痫患者中，病因为脑肿瘤的占比为5%。原发性脑肿瘤所致癫痫与其病理特性、生长速度和部位有关。常引起癫痫的原发性脑肿瘤包括恶性程度低的神经胶质瘤、神经节神经胶质瘤等。脑转移瘤也容易发生癫痫，甚至出现癫痫持续状态。

6. 颅脑外伤

颅脑外伤是癫痫的重要病因之一。发生癫痫的风险取决于外伤的部位和严重程度。颅脑外伤后早期出现癫痫发作提示日后发生癫痫的风险增加。在外伤后第1年内，严重创伤发生癫痫的风险是轻微创伤的30倍。开放性头外伤患者比闭合性头外伤患者日后更容易患癫痫。其中如果包括额叶或颞叶在内出现大范围的脑组织损伤，则日后发生癫痫的风险最大。对于外伤后的癫痫，50%～60%的患者首次发作出现在外伤后1年内，尤其在受外伤后4～8个月最容易出现，85%的患者发生癫痫在外伤后2年内。

7. 脑部手术

脑部手术后发生癫痫的风险取决于潜在疾病的性质、手术的部位和范围。开颅手术治疗胶质瘤、脑内出血及脑膜瘤的患者患癫痫的风险分别为19%、21%及22%。在术后发生癫痫的患者中，术后1年内和2年内发生癫痫的比例分别为77%和92%。未破裂动脉瘤发生癫痫的风险约为14%，但如果发生破裂而引起颅内血肿，发生癫痫的风险就会增加至20%～30%。

8. 神经变性

累及脑皮质的神经变性病（常见阿尔茨海默病）可以出现癫痫。有5%的患者在疾病晚期可出现癫痫。部分患者癫痫的表现可以很突出，甚至有时呈持续状态。

9. 脱髓鞘病变

癫痫与多发性硬化有一定关系。多发性硬化患者发生癫痫的风险是正常人群的 3 倍，平均潜伏期为 7 年。

二、癫痫发作的诱因

通常认为癫痫发作具有自发性，但有许多研究发现癫痫发作与患者所处环境、自身生理和心理因素存在一定联系，超过半数的癫痫患者能够找到某些诱因。诱因为患者自我感知因素，特指于发作前瞬间至 1 天内出现或持续存在至发作前。癫痫发作的诱因是纷繁复杂的，同一患者可同时存在多种诱因，这些因素具有非特异性且常同时存在，像应激、睡眠紊乱、疲劳等因素。虽然诱因广泛存在，但目前大多数诱因尚不明确，临床上很难确定癫痫发作和诱因之间的确切关系。临床常见的诱因如下：

（一）情感应激

情感应激是癫痫发作最常见的诱因，尤其在伴有疲劳、睡眠剥夺时。在西方国家，应激是占首位的癫痫诱因，占比约 31.5%。应激反应主要涉及自主神经系统和下丘脑－腺垂体－肾上腺皮质轴（HPA 轴）。急性应激导致癫痫发作，慢性应激增加癫痫发作频率，特别是当应激程度较重、持续时间较长或患病早期出现时。文化、信仰、教育等差异导致患者对应激的理解不同，此外医疗条件的差异也可能有关。

（二）睡眠紊乱

睡眠与癫痫关系紧密，目前认为睡眠紊乱（见表 1－1）能够降低癫痫发作阈值，导致脑电图（EEG）痫样放电和癫痫发作，但具体发生机制尚不明确，可能与睡眠紊乱后皮质兴奋性增加有关。1/3 的癫痫患者存在睡眠中癫痫发作，主要发生在非快速动眼睡眠期，此期上行网状激活系统对大脑皮质的激活作用减弱，大脑皮质神经元兴奋性同步化提高，从而促进癫痫活动泛化而具有致痫性。许多癫痫患者及其家属仍未认识到睡眠的重要性。提高患者和临床医生对睡眠的认识，改善患者睡眠质量，不仅有助于控制癫痫发作，而且能够改善患者的生活质量。

表 1-1 睡眠紊乱

分类	定义
失眠	失眠通常是指患者对睡眠时间和或睡眠质量不满足并影响日间社会功能的一种主观体验。其包括： （1）有效睡眠时间不足，如入睡困难（超过 30 分钟）、熟睡维持困难、易醒（夜醒 2 次或 2 次以上）和早醒。 （2）睡眠质量下降，以浅睡眠为主，降低了睡眠质量。 （3）白天有缺觉的表现，如患者主诉有疲劳、注意维持能力或记忆力减退等与睡眠不足相关的日间社会功能损害
睡眠不足	成人睡眠时间不足 6 小时，儿童不足 8 小时
熬夜	晚上 12:00 以后睡觉

（三）疲劳

疲劳包括自身的疲乏、犯困、注意力不能集中、虚弱、力不从心感等。癫痫患者常伴有明显疲劳感。来自加拿大的调查显示，加拿大全国慢性疲劳在癫痫患者中的发生率是普通人群的 4 倍。在癫痫患者管理中，疲劳一直处于被忽略的状态。疲劳诱发癫痫发作的机制可能与自身免疫异常，产生大量抗胆碱能受体的自身抗体，进而影响自主神经功能有关。疲劳对癫痫的影响及其机制至今还在研究中。

（四）服药不规律

临床工作中，常能见到患者因为漏服药物而导致癫痫发作的情况。患者药物依从性差的首要原因是忘记服药，其次为无法负担药费和担心药物副作用；此外还有患者由于发作频率和持续时间的缩短私自减药、停药，也有患者由于发作频率的增加、持续时间延长、个人焦虑情绪等擅自增加服药种类或剂量。总之，药物依从性差可诱发癫痫发作，最终导致治疗失败。如何判断是否有服药不规律的情况，可参照表 1-2。

表 1-2 服药不规律

分类	定义
私自减药	指未按医嘱服药，减少每次服用的剂量和/或减少服用的次数，导致癫痫发作

续表

分类	定义
私自停药	指未服药时间＞72小时，导致癫痫发作
漏服	指未按医嘱服药，因各种原因漏服药物，导致癫痫发作
增服	指超过医嘱剂量服药
其他	指有其他药物使用史，例如喹诺酮类（左氧氟沙星、莫西沙星等）、头孢类抗生素等的使用

（五）食物

食物一直以来都是癫痫患者、家属和医生十分关心的话题，但其对癫痫的影响一直存在争议，至今仍缺乏某种食物诱发癫痫的确切证据。受传统中医学影响，较多人认为癫痫患者不宜进食羊肉、狗肉、烈酒、胡椒、辣椒、葱、蒜、鲤鱼等有"发""散"作用的食物，但其缺乏科学依据。食物诱发癫痫的机制可能与食物和疾病、抗癫痫药物间相互作用有关。目前在食物与癫痫关系方面的证据较少，不足以证明食物与癫痫之间确切的联系，需要进一步研究，因而也没有必要过度限制某种食物。

（六）酒精

酒精与癫痫的联系早已引起人们重视。酒精依赖者癫痫发病率远高于普通人，同时，酒精也会增加癫痫发作的频率。长期饮酒可从多种层面影响中枢神经系统结构与功能。长期重度饮酒的癫痫患者较易出现脑部萎缩、脑损伤。反复戒断以及体内代谢衰减所引起的酒精浓度反复变化，会导致痫性发作阈值减低。长期饮酒可致患者神经元兴奋性增加，血糖下降和血钙减低，从而降低痫性发作阈值，引起癫痫发作。但是饮酒给身体带来的改变在长期饮酒非癫痫患者中也可存在，两者之间的因果关系仍需要进一步研究。

第四节 癫痫的分类

一、癫痫发作分类和临床表现

目前，世界临床上应用最广的仍是 1981 年国际抗癫痫联盟推出的癫痫发作分类。具体如下：

（一）部分性发作

1. 单纯部分性发作（无意识障碍）

其除具有癫痫的共性外，发作期间无意识障碍，主要特征是发作后能复述发作的具体细节。

单纯部分性发作发为以下几种：

（1）运动性发作：多表现为起源于局部身体的不自主的抽动，如一侧口角、大拇指、眼睑或足趾抽动，也可涉及一侧面部或肢体远端，有时表现为言语中断。

（2）感觉性发作：为感觉皮质的局部异常放电所致，表现为一侧面部、肢体或躯干的感受异常，如针刺、麻感、触电感等，也可表现为由味、嗅、听、视幻觉等组成的特殊感觉性发作，可限制在局部，也可迅速扩展至半身及全身。

（3）自主神经性发作：可表现为上腹部不适、恶心、心慌、呕吐、出汗、面色苍白、瞳孔散大等。

（4）精神症状性发作：表现为各种类型记忆障碍（如似曾相识、旧事如新、快速回顾往事等）、情感异常（如无名恐惧、愤怒、抑郁等）、错觉（视物变形、变大、变小、声音变强或变弱）、各种类型的遗忘症、情感异常、复杂幻视觉等。

2. 复杂部分性发作（伴有意识障碍）

其可出现不同程度意识障碍的部分性发作，可以表现为单纯部分性发作起病，继而出现意识障碍，也可以发作开始即有意识障碍。发作时，患者对外界刺激没有反应或仅有部分反应；发作后不能复述发作的细节，可先出现单纯部分性发作，之后发生意识障碍（单纯部分性发作过程称先兆），也可以很快就出现意识障碍，也可从一开始就有意识障碍，甚至单纯表现为意识障碍。

3. 部分性发作继发全面性发作

可分为：单纯部分性发作发展至全面性发作，复杂部分性发作发展至全面性发作，单纯部分性发作发展为复杂部分性发作，而后继发全面地发作。

（二）全面性发作

1. 失神发作

其主要特征为突然发生和迅速终止的意识丧失。典型失神发作主要表现为短暂的意识丧失，突然停止活动，两眼茫然凝视，但不发生抽搐，持续数秒后迅速恢复，一天可发作数十次甚至上百次，多见于儿童。

非典型失神发作：起始和终止均较典型失神发作缓慢，除意识丧失外也可伴有肌阵挛或自动症。

2. 强直发作

其以肌肉持续而强力的收缩为特征，使躯干或肢体固定维持在某种姿势，多见于儿童及少年，常发生于睡眠中，表现为与强直—阵挛性发作中强直期相似的全身骨骼肌强直性收缩。由于不同部位的肌肉收缩的强度不一，患者的肢体表现为固定为某种姿势，常见的是头眼向一侧偏斜，躯干前屈或后仰，有的还会出现原地转圈、面部变形、瞳孔散大、呼吸暂停。

3. 肌阵挛发作

其表现为快速、短暂、触电样肌肉收缩，可遍及全身，也可限于某个肌群，仅累及面部、躯干或某肢体，甚至个别肌肉或肌群表现为肢抖或肉跳。其常成簇发生，可见于任何年龄。其常见于预后较好的特发性癫痫患者，如婴儿良性肌阵挛性癫痫。

4. 全面强直—阵挛性发作

其主要特征为意识丧失，全身强直后紧跟有阵挛的序列活动，可由部分性发作演变而来，也可一起病即表现为全身强直—阵挛性发作。早期出现意识丧失、跌倒，随后发作可分为强直期、阵挛期、发作后期，可表现为全身抽搐、口吐白沫、瞳孔扩大、面色苍白后转为青紫，因呼吸肌痉挛而致呼吸暂停等。

5. 失张力性发作

其也叫跌倒发作，多见于儿童，是全身或个别肌群的肌张力短暂降低或消失，以致不能保持正常姿势而出现下颌松弛、头下垂或全身肌张力丧失而倒地。跌倒时常有头面部受伤，同时伴有短暂意识障碍，发作时间较短，往往可立即恢复原态。这种发作还可见了一些非癫痫性疾病，如脑干缺血、发作性睡病。

2017 年国际抗癫痫联盟推出最新版癫痫发作分类。根据起源部位诊断为：局灶起源发作、全面起源发作、未知起源发作。局灶起源发作根据是否存在意识、运动症状进一步分类；全面起源发作无须考虑意识状态；未知起源发作也可以根据运动或非运动症状进一步描述，只有当临床资料极度缺乏时，才能归为未知起源。

1. 局灶起源发作：根据意识分为意识保留/意识障碍，根据起病症状分为运动起源/非运动起源，局灶进展为双侧强直—阵挛。

2. 全面起源发作：分为运动性发作和非运动性发作。

3. 未知起源发作：分为运动性发作和非运动性发作。

具体分类见表 1 - 3。

表 1 - 3   ILAE2017 癫痫分类基本版

局灶起源发作		全面起源发作		未知起源发作		
意识保留	意识障碍	运动性发作（强直—阵挛其他运动性发作）	非运动性发作（失神发作）	运动性发作（强直—阵挛其他运动性发作）	非运动性发作（失神发作）	未能分类发作
运动起源	非运动起源					
局灶进展为双侧强直—阵挛						

二、癫痫综合征分类和临床表现

癫痫综合征以 2010 年国际抗癫痫联盟对传统的分类依据进行分类，常以年龄进行分类，即：新生儿（出生后至 44 周胎龄），婴儿（<1 岁），儿童（1~12 岁），青少年（12~18 岁），成人（18~65 岁），老年人（>65 岁）。

（一）年龄相关癫痫综合征

1. 婴幼儿及儿童常见癫痫综合征

（1）婴儿痉挛症（infantile spasms，West综合征）：其为临床最常见的癫痫性脑病。典型患者在1岁前起病，高峰期3~7个月，以男孩多见。典型的三大主要症状为：肌阵挛发作（表现为快速点头状痉挛，双上肢外展，下肢、躯干屈曲，或下肢伸直状）；智力低下和EEG高度节律失调。预后一般较差，并且与病因也有较大关系，应早期识别并治疗。

（2）大田原综合征（ohtahara综合征）：其又称伴爆发抑制的婴儿早期癫痫性脑病，发生于出生后数月内。主要特征为：早期出现强直阵挛性发作，可以出现部分发作，肌阵挛发作罕见；在清醒和睡眠状态时EEG均见周期性爆发抑制波形；严重的精神运动障碍，部分病例有脑部结构性病变。该病发作多难以控制，预后差，常在4~6个月时进展为West综合征。

（3）儿童良性癫痫伴中央颞区棘波（benign childhood epilepsy with centro-temporal spikes，BECTS）：其又称良性Rolandic癫痫，是明显年龄依赖的儿童期（多3~13岁起病）最常见的癫痫综合征。临床特点为：口咽部局灶运动性和感觉性发作，偶有继发全面性发作。大多数病例仅在睡眠中发作；多数病例在青春期自愈，预后较好。

2. 青少年常见癫痫综合征

（1）青少年失神癫痫（juvenile absence epilepsy，JAE）：其为常见的特发全面性癫痫综合征，有典型失神发作和非典型失神发作之分。典型失神发作特点：突发、短暂的意识丧失；患儿体格智能发育正常；对抗癫痫药物反应好，常在12岁前缓解，预后良好。非典型失神发作：意识障碍的发生及停止较典型失神发作者缓慢；肌张力改变较明显；多见于有弥漫性脑损害的儿童，预后较差。

（2）青少年肌阵挛癫痫（juvenile myoclonic epilepsy，JME）：其为常见的特发性全面性癫痫综合征。临床表现特征为：通常起病于8~18岁，生长发育及神经系统检查正常；觉醒后不久出现肌阵挛发作，80%以上的病例有全身强直—阵挛发作，约1/3的病例有失神发作；本病对药物治疗反应好，但多数患者需长期治疗。

（二）部位相关癫痫综合征

（1）颞叶癫痫（temporal lobe epilepsies，TLE）：其发作起源于包括海马、杏仁核、海马旁回和外侧颞叶新皮质在内的颞叶，是临床最常见的癫痫类型。大多数 TLE 为症状性或隐源性，极少数为特发性（家族性 TLE）。在成年人癫痫中，50% 以上的病例为 TLE。海马硬化是 TLE 最常见的病因和病理改变。其临床主要表现为单纯部分性发作、复杂部分性发作伴自动症和继发全面性发作。部分患者对于药物的反应性欠佳，可考虑接受手术治疗。

（2）额叶癫痫（frontal lobe epilepsies，FLE）：其发作起源于额叶内任何部位的癫痫，发生率和手术病例数均仅次于 TLE。大多数 FLE 为症状性或隐源性，极少数为特发性。儿童及成年人都可发病。多于睡眠中发作，临床表现复杂多样，不同个体间差异很大。常见发作类型有简单部分性发作、复杂部分性发作和继发全面性发作。通常发作频繁，运动性症状明显，持续时间短暂。部分病例临床表现怪异，有时需要与非癫痫性发作区别。

三、癫痫持续状态分类和常见原因

癫痫持续状态按发作类型可分为惊厥性癫痫持续状态和非惊厥性癫痫持续状态。

（一）惊厥性癫痫持续状态

惊厥性癫痫持续状态即强直—阵挛持续状态。惊厥性癫痫持续状态的 EEG 可见持续癫痫样放电。其主要表现为反复发生或持续的强直—阵挛发作，各时期的表现均与全面强直—阵挛发作类似，持续时间上达到癫痫持续状态定义。患者可能出现典型的强直期—阵挛期—发作后期的交替，也可以较长时间停留在强直期或阵挛期。

（二）非惊厥性癫痫持续状态

其临床表现不典型，常被误诊为昏迷、肌张力障碍、原发病所致精神症状等，可能出现认知功能下降、失语、精神行为异常、情感异常、意识水平改变、视觉异常、嗅觉异常、听觉异常等表现。如存在癫痫持续状态危险因素的患者突然发生神经系统相关新症状，而不能用原有疾病的变化解释时，要考虑到非惊厥性癫痫持续状态。非惊厥性癫痫持续状态的诊断依赖 EEG，一些惊厥性癫痫持续状态治疗后可能转为非惊厥性癫痫持续状态。

（三）引起癫痫持续状态的常见原因

（1）急性原因：卒中、代谢异常、低氧血症、全身感染、窒息、创伤、药物过量、中枢神经系统感染、中枢神经系统出血。

（2）慢性原因：抗癫痫药物剂量低（擅自停药、减药）、可引起症状的神经系统慢性原因（肿瘤、卒中、创伤等）、酒精滥用、其他肿瘤，也有少部分不明原因的癫痫持续状态。

第二章

[癫痫的诊断、治疗与护理]

第一节 癫痫的常规检查

一、脑电图检查

脑电图（EEG）是从颅外头皮或颅内记录到的局部神经元电活动的总和。EEG 的检查就是分析脑电波频率、波幅、位相、波形等基本要素及其相互关系，并进一步分析其在时间序列及空间分布的特征，是癫痫诊断、鉴别诊断、发作类型和综合征诊断及定位诊断必不可少的工具。脑电图监测包括头皮脑电图监测和颅内电极脑电图监测。

（一）头皮脑电图监测

其可分为常规脑电图（REEG）、动态脑电图监测（AEEG）和视频脑电图（VEEG）。其特点见表2－1。

表2－1 头皮脑电图监测分类

分类	特点
常规脑电图	记录安静休息状态下，睁闭眼以及闪光刺激诱发状态下的脑电图，时间多为30分钟左右，监测时间短，癫痫样放电检出率相对较低，有局限性
动态脑电图监测	安装好头皮电极后采用便携式脑电图记录，监测时间≥24 小时 优点： a. 提高了阳性率

续表

分类	特点
	b. 不影响患者的生物周期及发作规律，多数可在门诊检查 缺点： a. 由于没有同步视频记录，难以确定其发作类型 b. 监测期间患者的活动等会造成干扰，影响医生判断，导致判读错误，容易误诊 c. 当电极脱落或接触不良时不容易发现异常
视频脑电图监测	VEEG 在 AEEG 记录设备的基础上增加视频录制装置，可同步监测患者的临床情况，易于观察脑电图变化与临床症状之间的实时关系。 优点： a. 通过视频录像观察患者，更能准确地判断疾病的发作性质和发作类型 b. 可排除各种干扰伪差，从而降低了误诊率 缺点： a. 限制了患者的活动，会影响患者的舒适度。儿童常常不能耐受长时间的监测 b. 有时无法精准地捕捉患者的所有临床发作表现 c. 患者必须住院完成监测 d. 监测期间患者隐私得不到较好的保护 e. 级别较低的医院不具备视频监测条件

（二）颅内电极脑电图监测

颅内电极脑电图能从大脑皮质或更深的脑部结构直接记录到脑电活动，被认为是致痫灶定位的金标准。

二、神经影像学检查

神经影像学检查是癫痫病因诊断、外科治疗的重要工具，在癫痫领域主要用于确定病因、评估病变性质、评估致痫灶（或致痫区）、评估脑功能区。其主要包括结构神经影像学和功能神经影像学两大类。结构神经影像学可以提供脑结构信息，包括计算机断层扫描（CT）、磁共振成像（MRI）。功能神经影像学可描述大脑的功能情况，如正电子发射断层成像（PET）、单光子发射断层成像（SPECT）、脑磁图（MEG）、血氧水平依赖的功能磁共振成像（BOLD－fMRI）等。不同的影像学技术可满足不同的临床需求，在临床工作中需要根据患者的个体情况选择适当的检查技术。

（一）结构神经影像学

（1）CT：CT作为传统的结构影像学检测手段，其整体敏感性及特异性均不如MRI，能够发现较为粗大的结构异常，但难以发现细微的结构异常，且孕产期妇女禁用，因此，CT不作为癫痫患者影像学检查的首选。它主要作为急诊排除脑出血等紧急情况或用于癫痫病因诊断的初筛检查。在大脑有可疑的钙化或无法进行MRI检查的情况下CT的应用可作为MRI的补充。

（2）MRI：其可提供远优于CT的软组织成像分辨率及更丰富的诊断信息，能够发现很多头颅CT不能发现的细微结构异常，如海马硬化、局灶性皮质发育不良等，对于癫痫病因诊断、手术评估、预后判断具有重要作用，是癫痫患者影像学检查的首选项目。其对于病因诊断有很高的提示价值，特别是对于难治性癫痫的评估。如果有条件，均建议癫痫患者进行头颅MRI检查。

（二）功能神经影像学

功能性神经影像学包括单光子发射断层成像、脑磁图、正电子发射断层、磁共振波谱等，并非诊断癫痫的常规检查。目前应用于癫痫领域的很多功能神经影像学技术仅针对特殊目的，如病因学诊断、术前评估等。此外，考虑为部分性药物难治性癫痫患者，也可采用脑磁图和磁共振等帮助定位致痫灶。

三、实验室检查

实验室生化检查包括血液学检查、尿液检查、脑脊液检查等。需注意的是，有颅内感染征象时，建议做脑脊液检查；有明确家族史或临床症状，提示患者为基因相关的癫痫综合征时，建议做遗传学检查；年龄较大且患有心律不齐的患者或曾有黑蒙症状的患者，建议做心电图检查；药物难治性癫痫，尤其是婴幼儿时期的药物难治性癫痫的病因学诊断还应包括遗传、代谢、免疫/炎症等方面的相关检查结果。

（1）血液学检查：其包括血常规、血糖、电解质、肝肾功能、血气、丙酮酸、乳酸等方面的检查，能够帮助查找病因。定期检查血常规和肝肾功能等指标还可辅助监测药物的不良反应。临床怀疑中毒时，应进行毒物筛查。已经服用抗癫痫药物者，可酌情进行药物浓度监测。

（2）尿液检查：包括尿常规及遗传代谢病的筛查。

（3）脑脊液检查：主要为排除颅内感染性疾病，对某些遗传代谢病的诊断也有帮助。

四、心电图检查

为避免将心源性发作的晕厥误诊为癫痫发作，能早期发现某些心律失常，从而避免因使用某些抗癫痫药物而可能导致的严重后果。对于疑诊癫痫或新诊断的癫痫患者，多主张常规进行心电图检查。

五、遗传学检查

基因检测目前已经成功应用于癫痫性脑病的病因学诊断，是一种快速、高效、相对成本低廉的临床遗传学诊断技术，很方便为我们提供癫痫患者的基本遗传信息。但是，基因检测不作为常规病因筛查手段，通常是在临床已高度怀疑某种疾病时采用。

六、其他检查

有怀孕需求的女性患者，孕前应咨询妇产科医生，除了监测血压，完善肝肾功能、血糖、甲状腺功能、血清人绒毛膜促性腺激素（HCG）等血液检查外，还应注意关注尿蛋白、心电图、甲状腺彩超、MRI、脑电图、颈后透明带检查，以及在口服叶酸或复合维生素之前完成空腹叶酸、维生素 B_{12} 水平检查等。对有明显家族遗传史的患者，建议完善基因筛查。长期服用左乙拉西坦、拉莫三嗪、奥卡西平等抗癫痫药物者可进行药物浓度检测。

第二节　癫痫的诊断与鉴别诊断

一、癫痫的诊断流程

癫痫的诊断遵循如下三步原则：

首先，确定是否为癫痫发作。癫痫有两个特征，脑电图上的癫痫样放电和癫痫的临床发作。患者的病史是诊断癫痫的主要依据，通过病史详细了解发作是否具有癫痫发作的共性，其发作表现是否具有不同发作类型的特征。

其次，明确癫痫发作的类型或癫痫综合征。明确癫痫后，仔细区别癫痫发作的类型及是否是癫痫综合征。癫痫发作类型是由独特的病理生理机制和解剖基础所决定的，是一个具有病因、治疗和预后含义的诊断。不同类型的癫痫需要采取不同的方法进行治疗。

再次，确定癫痫的病因。如是继发性癫痫，还需确定癫痫的病因。可通过头颅 CT、MRI 等检查，对于有局灶性神经系统定位体征的难治性癫痫，应首先考虑进行 MRI 检查。

二、癫痫与其他发作性疾病的区别及处理

癫痫发作需要与各种各样的非癫痫发作相鉴别。非癫痫发作是指临床表现类似于癫痫发作的所有其他发作性事件。鉴别癫痫发作和非癫痫发作是癫痫诊断的首要也是最重要部分。非癫痫发作包括心因性发作、晕厥、各种发作性感觉/运动/自主神经症状、睡眠障碍和感染、代谢中毒等引起的发作性症状。非癫痫发作的原因很多，既包括病理性原因也包括生理性原因。

（一）癫痫发作与常见非癫痫发作的鉴别

1. 晕厥

（1）表现为突然短暂的可逆性意识丧失伴姿势性肌张力减低或消失，导致身体失去支撑，由全脑血灌注量突然减少引起，并随着脑血流的恢复而正常。

（2）鉴别：晕厥常有精神紧张、疼痛刺激等诱因，有较长的前驱症状，如恶心、出汗、心悸、黑矇，以站立位或坐位时多见，发作时皮肤颜色多为苍白，尿失禁和舌咬伤少见，发作间期脑电图罕见异常，发作后意识快速恢复，无意识模糊。癫痫发作多无诱因及前驱症状，可有口咽自动症、幻觉，且发作时与体位无明显关系，发作时皮肤颜色正常或发绀，常伴随舌咬伤及尿失禁，意识恢复慢，发作后常出现意识模糊和嗜睡，发作间期脑电图异常。

2. 心因性非癫痫发作

心因性非癫痫发作又称癔病性发作，即常说的"癔症"，可有运动、感觉异常等各种类似癫痫发作的症状，多在情绪波动或刺激后发生，症状有表

演性。

癫痫发作与心因性非癫痫发作的区别见表 2 - 2。

表 2 - 2　癫痫发作与心因性非癫痫发作的区别

区别要点	癫痫发作	心因性非癫痫发作
性别、年龄	任何年龄、性别均多见	中青年女性多见
发作场合	任何场合	周围常有人
促发因素	少有或睡眠不足、闪光刺激等	多在精神刺激后
意识状况	大发作时意识丧失	可能对外界刺激有反应
瞳孔	瞳孔散大、对光反射消失	瞳孔正常、对光反射存在
面部颜色	发绀	发红或苍白
发作时间	持续 1~2 分钟，多自行停止	可持续数小时，需安慰或暗示治疗后缓解
发作特点	突发发生，形式刻板单一，可伴有舌咬伤或尿失禁，可发生跌倒摔伤，可短暂尖叫	发病相对缓慢，形式多样多变，可不停地抽动和喊叫，有强烈的自我表现行为，动作夸张，少有跌倒摔伤、舌咬伤、尿失禁
运动特点	突然倒地，阵挛性抽动常为屈曲性和节律性，动作多同步协调，通常不对抗被动运动	突然倒地，抽动为单侧性，既屈曲又伸张，动作多不同步协调，常有颤抖样动作，可对抗被动运动
发作后	常伴有意识模糊、嗜睡、头痛、肌肉酸痛	一切如常，少有不适
脑电图	符合临床表现的异常癫痫样发电	少有异常

3. 睡眠障碍

由于很多癫痫的发作类型容易在睡眠中发病，也有一定的运动、意识障碍，所以睡眠障碍容易被误诊断为癫痫。

（1）睡眠障碍包括发作性睡病、睡眠呼吸暂停症、夜惊症、睡行症、梦魇、快速眼动期行为障碍等，多发生在睡眠期间或者睡眠—清醒转换期间。

（2）鉴别：多导睡眠监测是鉴别睡眠障碍和癫痫发作最可靠的方法。睡眠障碍多出现于非快速眼动睡眠的Ⅲ期、Ⅳ期和快速眼动睡眠期，而癫痫发作多出现于非快速眼动睡眠Ⅰ、Ⅱ期。

4. 短暂性脑缺血发作

（1）短暂性脑缺血发作（TIA）是颈动脉或椎—基底动脉系统发生短暂性血液供应不足，引起局灶性脑缺血导致突发的、短暂性、可逆性神经功能障碍。发作持续数分钟，通常在 30 分钟内完全恢复。

（2）鉴别：TIA 可反复发作，多见于中老年人，多合并高血压、糖尿病、心脏病等脑血管疾病危险因素，常表现为无力、麻木、视力丧失或复视、言语含糊，意识丧失罕见，持续数分钟至数小时。

5. 发作性运动障碍

发作性运动障碍包括发作性运动诱发的运动障碍、发作性非运动诱发的运动障碍、发作性持续运动诱发的运动障碍、发作性夜发性运动障碍四种类型，需要从发作年龄段、发作表现、发作持续时间、发作频率、家族史、发作期间神经系统检查、脑电图等方面与癫痫进行鉴别。

6. 戒断综合征

戒断综合征是指停用或减少精神活性物质的使用后所致的综合征，临床表现为精神症状、躯体症状或社会功能受损。

（1）酒精戒断综合征：其指长期酗酒者停止饮酒一般会在 12～48 小时出现一系列症状和体征，如坐立不安、出汗、心动过速、震颤、恶心、呕吐、易激动等，可出现癫痫样发作，严重时出现震颤谵妄。

（2）药物戒断综合征：包括阿片类、苯二氮䓬类、中枢兴奋剂等精神类药物停药后出现精神、躯体症状等。

（3）鉴别：酒精戒断综合征患者通常是成年人，有长期饮酒史，大多伴有酒精性肝损害。药物戒断综合征患者通常在再次给予精神活性物质后相应的症状会立即消失。

7. 低血糖症

（1）低血糖症是血浆葡萄糖浓度低于 3.0 mmol/L，而导致脑细胞缺糖的临床综合征，可由多种病因所引起，症状表现有较大的个体差异。

（2）鉴别：可从临床发作规律、症状、体征、血糖浓度以及脑电图等方面来综合分析判断。低血糖症常呈发作性，多于清晨空腹发作，其症状可表现为心慌、乏力、脉搏增快、面色苍白、出冷汗、手足震颤、饥饿等自主神经过度兴奋症状，以及精神不集中、言语迟钝、头晕、步态不稳、幻觉、躁狂、行为怪异，严重者出现瘫痪、昏迷、抽搐等神经低糖症状。发作时血糖常 < 2.8 mmol/L，供糖后症状快速缓解，发作间期脑电图一般为正常。癫痫发作患者一般无明显血糖降低，其发作有反复性、刻板性和无规律性，其发作间期和发作期脑电图易见特异性异常波出现。

8. 低钙抽搐

（1）血清离子钙低于 1.18 mmol/L 称为低钙血症，低钙时会出现手足搐搦和痫性发作等症状。如果持续严重低钙，还可出现抑郁、痴呆、人格改变、意识障碍、昏迷。

（2）鉴别：低钙会引起脑细胞兴奋性增加致异常放电，有脑电图异常表现，与原发性癫痫相比，脑电图异常程度较轻，主要表现为轻、中度异常，血钙正常后，脑电图异常改变可逐渐好转或恢复正常。

对于癫痫患者的诊疗流程和长程疾病管理，总结如下流程，如图 2 - 1。

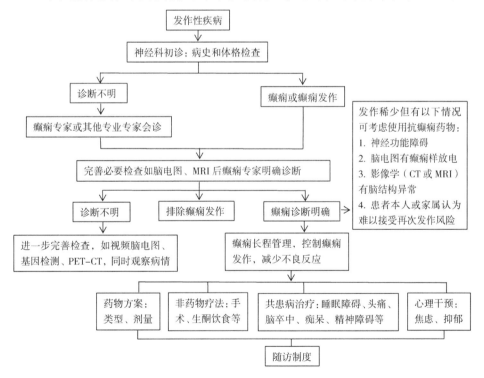

图 2 - 1 癫痫诊疗和疾病管理流程

第三节 癫痫的治疗和护理

一、癫痫的常见治疗方式

（一）药物治疗

药物治疗是癫痫最重要和最基本的治疗，也是首选治疗。在新诊断的癫痫患者中，抗癫痫药物能使约 70% 患者的发作得到控制。理想的抗癫痫药物治疗有效、安全、方便、经济。

抗癫痫药物的治疗原则：

（1）及时开始治疗：一般情况下，凡癫痫诊断明确、发作 2 次及以上患者，即应开始进行规律的抗癫痫药物治疗。

（2）科学合理选药：尽可能依据癫痫综合征类型选择抗癫痫药物。

（3）首选单药治疗：小剂量开始，逐渐加至目标剂量，取得满意疗效后长期维持服药。首次单药治疗无效，应改换另一单药治疗。

（4）合理联合用药：当两个单药先后治疗均未奏效时，原则上应考虑联合用药，一般以 2~3 种为宜，尽可能选择作用机制不同的药物联用。

（5）足够疗程：原则上应待发作完全而持续控制至少 2 年方可考虑逐渐减量停药，但不同患者用药疗程存在显著个体差异性，少数甚至需要终身服药。

（6）另外须特别强调，患者切勿急于求成，擅自过早地减量、停药，不恰当地用药可引发癫痫频繁发作或癫痫持续状态。

（二）手术治疗

癫痫手术策略可分为确定性手术和姑息性手术。确定性手术的目的是完全或至少 70% 改善癫痫发作。总体上，这些手术是从生理上去除引发癫痫的大脑；姑息性手术的目的是减少癫痫发作频率（很少能实现无癫痫发作）。这些手术通常破坏癫痫产生和播散的神经通路，或以电刺激破坏癫痫发作。

癫痫外科治疗后应继续服用抗癫痫药物。医护人员要做好患者的早期和长期随访，早期随访主要关注癫痫控制、手术并发症、药物治疗方案和药物不良反应，长期随访关注患者的长期疗效和生活质量变化。

（三）基因治疗

一般不作为常规病因筛查手段，仅在临床怀疑某些遗传相关疾病时采用。

（四）生酮饮食治疗

通常在 2 ~ 3 种抗癫痫药物治疗失败，外科手术无法进行时使用生酮饮食治疗方法。其适合于婴儿、儿童，甚至某些成人患者。其副作用发生率通常很低，即使发生了也可以逆转而不用停止生酮饮食治疗。

二、常见抗癫痫药物的用法和用量

（一）临床常用的抗癫痫药物

临床常用的抗癫痫药物分为传统抗癫痫药物和新型抗癫痫药物，具体见表 2 - 3。

表 2 - 3　临床常见的抗癫痫药物

传统抗癫痫药物	新型抗癫痫药物
卡马西平：Carbamazepine，CBZ	加巴喷丁：Gabapentin，GBP
氯硝西泮：Clonazepam，CZP	拉莫三嗪（利必通）：Lamotrigine，LTG
乙琥胺：Ethosuximide，ESM	左乙拉西坦（开浦兰）：Levetiracetam，LEV
苯巴比妥：Phenobarbitone，PB	奥卡西平：Oxcarbazepine，OXC
扑米酮：Primidone，PRM	普瑞巴林：Pregabalin，PGB
丙戊酸：Valproate，VPA	托吡酯（妥泰）：Topiramate，TPM
苯妥英钠：Phenytoin，PHT	氯巴占：Clobazam，CLB
	非氨脂：Felbamate，FBM
	氨己烯酸（喜保宁）：Vigabatrin，VGB
	唑尼沙胺：Zonisamide，ZNS

（二）不同类型的癫痫发作用药

根据发作类型和癫痫综合征选药是治疗癫痫的基本原则。如果癫痫综合征诊断不明确，医生将根据癫痫发作类型做出决定，同时会考虑共患病、共用药、患者的年龄、患者或监护人的意愿等进行个体化用药。具体发作类型首选用药见表2-4。

表2-4　不同类型癫痫发作用药

发作类型	一线药物
全面强直－阵挛发作	丙戊酸 拉莫三嗪 卡马西平 奥卡西平 左乙拉西坦 苯巴比妥
强直或失张力发作	丙戊酸
失神发作	丙戊酸 乙琥胺 托吡酯
肌阵挛发作	丙戊酸 左乙拉西坦 托吡酯
局灶性发作	卡马西平 拉莫三嗪 奥卡西平 左乙拉西坦 丙戊酸

（三）常用抗癫痫药物的用法及用量

抗癫痫药物应该从小剂量开始，逐渐增加至发作控制或最大可耐受剂量。

（1）儿童期生长发育快，在标准体重范围内应按千克体重计算每日给药量。对于体重高于或低于标准体重的儿童，应参照标准体重给药，并结合临床疗效和血药浓度调整给药剂量。儿童正处于生长发育和学习的重要阶段，在选择抗癫痫药物时，应充分考虑到对患儿认知功能的影响，在用药过程中应注意观察，如药物对患儿认知功能产生严重影响，应权衡利弊，必要时可更换药物。

（2）女性用药注意事项包括以下几点：①考虑到药物对容貌的影响，避免使用苯妥英钠，否则可导致皮肤多毛症和齿龈增生。②慎用丙戊酸，否则可能导致体重增加、月经紊乱、不育、性功能减退等。③如果孕妇或者配偶有癫痫疾病，尤其是有特发性癫痫及癫痫相关遗传病家族史者，应当进行遗传咨询。④产妇分娩过程中及分娩后应该按时、按量服用抗癫痫药物，如果不能及时服用抗癫痫药物，应该通过其他途径给予足量抗癫痫药物。⑤在分娩过程中，一旦出现癫痫发作，应该尽快采取措施终止发作，可选用地西泮静脉注射。⑥如果发作持续，应该按照癫痫持续状态处理，同时采取措施尽快结束分娩，并做好新生儿抢救准备。

治疗过程中，患者如果出现剂量相关的不良反应（如头晕、嗜睡、疲劳、共济失调等）可暂时停止增加剂量或酌情减少当前剂量，待不良反应消退后再继续增加至目标剂量。在有条件的医院可选用进行血药浓度监测的方法来指导用药，以减少用药过程中的盲目性。

三、抗癫痫药物常见不良反应和对妊娠的影响

（一）卡马西平

（1）不良反应：剂量相关不良反应包括头晕、视物模糊、恶心、困倦、中性粒细胞减少、低钠血症；特异体质相关包括皮疹、再生障碍性贫血、Stevens－Johnson综合征、肝损害。

（2）对妊娠的影响：能透过胎盘屏障，可能导致神经管畸形。

（二）氯硝西泮

（1）不良反应：剂量相关反应包括镇静（成人比儿童更常见）、共济失调；特异体质相关不良反应包括偶见白细胞减少。

（2）对妊娠的影响：能透过胎盘屏障，可致畸形及胎儿镇静、肌张力下降。

（三）苯巴比妥

（1）不良反应：剂量相关不良反应包括疲劳、嗜睡、抑郁、注意力涣散、多动、易激惹（见于儿童）、攻击行为、记忆力下降；长期治疗可导致少见的皮肤粗糙、性欲下降，突然停药可出现戒断症状、焦虑、失眠等。

（2）对妊娠的影响：能透过胎盘屏障，可发生新生儿出血。

（四）苯妥英钠

（1）不良反应：剂量相关不良反应包括眼球震颤、共济失调、厌食、恶

心、呕吐、攻击行为、巨幼红细胞性贫血；长期治疗导致痤疮、齿龈增生、面部粗糙、多毛、骨质疏松、小脑及脑干萎缩（长期大量使用）、性欲缺乏、维生素 K 和叶酸缺乏。

（2）对妊娠的影响：能透过胎盘屏障，可能导致胎儿头面部畸形、心脏发育异常、精神发育缺陷及新生儿出血。

（五）丙戊酸钠

（1）不良反应：剂量相关不良反应包括震颤、厌食、恶心、呕吐、困倦；长期治疗导致体重增加、脱发、月经失调或闭经、多囊卵巢综合征；特异体质相关不良反应包括肝毒性（尤其在 2 岁以下的儿童）、血小板减少、急性胰腺炎（罕见）、丙戊酸钠脑病。

（2）对妊娠的影响：能透过胎盘屏障，可能导致神经管畸形及新生儿出血。

（六）加巴喷丁

（1）不良反应：剂量相关不良反应包括嗜睡、头晕、疲劳、复视、感觉异常、健忘；特异体质及长期治疗不良反应少见。

（2）对妊娠的影响：对孕妇没有研究或没有充分的研究，此类药品必须经过医师评估、权衡利弊后才能使用。

（七）拉莫三嗪

（1）不良反应：剂量相关不良反应包括复视、头晕、头痛、恶心、呕吐、困倦、共济失调、嗜睡；长期治疗导致攻击行为、易激惹；特异体质相关不良反应包括皮疹、Stevens - Johnson 综合征、中毒性表皮溶解症、肝衰竭、再生障碍性贫血。

（2）对妊娠的影响：对孕妇没有研究或没有充分的研究，此类药品必须经过医师评估、权衡利弊后才能使用。

（八）奥卡西平

（1）不良反应：剂量相关不良反应包括疲劳、困倦、复视、头晕、共济失调、恶心；长期治疗导致低钠血症；特异体质相关不良反应包括皮疹。

（2）对妊娠的影响：对孕妇没有研究或没有充分的研究，此类药品必须经过医师评估、权衡利弊后才能使用。

（九）托吡酯

（1）不良反应：剂量相关不良反应包括厌食、注意力、语言、记忆障碍、感觉异常、无汗；长期治疗导致肾结石、体重下降；特异体质相关不良反应包括急性闭角性青光眼。

（2）对妊娠的影响：对孕妇没有研究或没有充分的研究，此类药品必须经过医师评估、权衡利弊后才能使用。

（十）左乙拉西坦

（1）不良反应：剂量相关不良反应包括头痛、困倦、易激惹、感染、类流感综合征；长期治疗不良反应较少；特异体质相关不良反应无报告。

（2）对妊娠的影响：对孕妇没有研究或没有充分的研究，此类药品必须经过医师评估、权衡利弊后才能使用。

四、癫痫的生酮饮食治疗和护理

（一）什么是生酮饮食

生酮饮食不同于普通饮食，人体的主要能量来源为脂肪代谢的产物，是一种高脂肪比例、适量蛋白质和低碳水化合物的饮食。生酮饮食中的蛋白质是完全可以满足患者生长发育的，但总能量是严格限制的，仅满足人体的生命活动和生长所需，严格限制糖的摄入，要吃低糖的蔬菜水果。

（二）生酮饮食吃什么

生酮饮食主要以油脂类、肉蛋类食物为主，蔬菜水果为辅；大米、面粉做的食物需要用特殊配方的生酮米面；或食用专门公司生产的成品食物，如生酮液态奶、营养粉、膳食粉、匀浆膳、配餐罐头、调和油、饼干等。

（三）生酮液态奶如何配置

生酮奶：脂肪和糖类比例为 4 ∶ 1。全天热量供给标准 = 体重（kg）×80（可取 75 至 90 之间任一数，以 80 为例）。生酮奶量（mL）= 体重（kg）×78÷1.2。

（四）生酮奶使用方法

（1）第一天进食总量的1/3，分 4～6 次服用，可适当饮用白开水，总量不超过 720 mL。

（2）第二天进食总量的 2/3，同样分 4～6 次服用，饮用白开水量不超过 720 mL。

（3）第三天，食用全量，可分为 6～12 次服用，白开水摄入量不限，每次不超过 100 mL。

如未出现严重并发症，按第三天方法持续至癫痫症状减轻，可增加生酮奶制品配餐（由营养科调配食物）。需严格控制好全天总热量，蛋白质入量不超过 1.2 g/（kg·d）。

（五）生酮饮食多长时间见效

一般需三个月到半年。如果有效需坚持 1～2 年完全无发作可停止西药。脑电图恢复正常后可慢慢过渡到正常饮食。如果无效，可逐渐过渡到普通饮食和选择其他治疗方案。无明显发作但脑电图有放电等情况，可能需要坚持更长时间才能看到效果。

（六）如何开始生酮饮食

开始生酮饮食前需要医生评估，做相应生酮饮食前的检查，排除生酮饮食禁忌证；无禁忌证者，营养师会根据饮食喜好、患者体质等制订一套饮食方案，患者可以在住院期间试吃一周，然后回家长期按方案进食，定期复诊即可。

（七）生酮饮食的禁忌证

生酮饮食的禁忌证有：营养不良、腹泻、剧烈呕吐等胃肠道疾病，有严重心血管、呼吸或代谢性疾病，感染性疾病活动期，先天性免疫缺陷病。

（八）生酮饮食的副作用

生酮饮食的副作用包括：呃逆与呕吐、腹泻、腹痛、低血糖、高血酮，长期副作用可能出现结石、低蛋白、血脂增高等。

（九）吃了生酮饮食还需要继续服药吗

生酮饮食开始阶段，抗癫痫药物正常服用，不可以停药，在进食生酮饮食 3～6 个月确实有效果的情况下，医生可根据实际情况逐渐减药，效果理想的患者后期可以完全停药，只进食生酮食物。

（十）生酮饮食的护理包括哪些方面

1. 血糖监测

（1）患者服用生酮奶之前需禁食 24 小时，需每 2 小时监测血糖 1 次。

（2）治疗期间一般不会直接导致低血糖，临床发生低血糖可能与患者呕吐、吸收不良、腹泻等并发症有关。

（3）发生低血糖时可适当输液，食用低糖类食物或干预诱发因素。

（4）血糖稳定后可适当调整监测频率，4～6 小时监测血糖 1 次。

（5）血糖监测频率高，十指皮肤损伤大，注意皮肤的护理。

2. 血酮监测

（1）正常血酮值 <0.6 mmol/L，超过 1 mmol/L 为酮症状态。

（2）生酮饮食治疗期间，血酮的理想值维持在 1～3 mmol/L，根据血酮值适当调整生酮奶量。

（3）如患者出现深大呼吸、呼气有烂苹果味、意识障碍加重、昏迷等需警惕酮症酸中毒。

3. 常见并发症之腹泻护理

腹泻使患者吸收障碍，达不到理想酮症状态，造成机体营养不良，极易导致肛周皮肤完整性受损。

护理对策：

（1）对于腹泻患者需进行早期护理干预，评估患者大便习惯、吸收能力、饮食习惯等，如大便稀薄、次数频繁。

（2）可预防性使用肛周造口袋，减少大便对肛周皮肤的刺激。

（3）如肛周皮肤潮红、出现大便失禁性皮炎，应选择相应的护理用物保护皮肤。

4. 常见并发症之呃逆、呕吐护理

轻微呕吐可给予少量的橙汁以减轻酮症。山莨菪碱片对生酮引起的呕吐、呃逆有明显疗效。

护理对策：

（1）频繁呃逆、呕吐症状时评估吞咽功能，决定是否留置胃管。

（2）发现患者呕吐时，立即将其头偏向一侧，及时清理口腔分泌物，防止误吸。

（3）对于顽固性呃逆患者，进食前 30 分钟可遵医嘱服用山莨菪碱 1 片。

五、癫痫的手术治疗

（1）手术指征：最基本的适应证是发作具有顽固性、药物治疗效果不佳，或药物副作用太大，患者不能耐受。目前就如何评价癫痫发作的顽固性尚无明确的统一标准，不同癫痫中心的标准不完全一致。主要考虑的因素有癫痫发作自然史、病因学、发作类型、发作强度、发作频率、用药的顺应性及可预测的手术效果和其可能引起的副作用等。

（2）手术方式：主要包括切除性手术、离断性手术、姑息性手术、立体定向放射治疗术、立体定向射频毁损术、神经调控手术。

（3）术后用药：癫痫外科治疗后应继续服用抗癫痫药物，关注药物治疗方案和药物不良反应。如果术后预后良好，可以将术前应用的药物种类减少；手术后控制癫痫的疗效很好，应继续坚持用抗癫痫药 1～2 年；术后效果不好，则长期药物治疗，或者进行再手术评估。

（4）术后随访：癫痫外科手术后的随访内容包括癫痫发作控制情况、脑电图情况、神经功能缺失恢复及神经、心理功能的改变情况等。随访时间为术后 3 个月、半年、1 年、2 年。

六、癫痫持续状态治疗和护理

（一）癫痫持续状态的危害

癫痫持续状态是严重的神经科急症，其中全面性惊厥性癫痫持续状态（generalized convulsive status epilepticus，GCSE）具有潜在致死性，如何采取有效手段迅速终止临床发作和脑电图的癫痫样放电是降低死亡率和改善预后的关键。

（二）癫痫持续状态的急救措施

1. 治疗原则

（1）尽早治疗，遵循癫痫持续状态处理流程，尽快终止发作。

（2）查找癫痫持续状态病因，如有可能进行对因治疗。

（3）支持治疗，维持患者呼吸、循环及水、电解质平衡。

2. 院内急救护理流程

（1）一般处置阶段（发作 0~5 分钟）：生命体征监测，鼻导管或面罩吸氧，静脉通路建立，血糖、血常规、血液生化、动脉血气分析，血、尿药物浓度或毒物筛查。

（2）第一阶段（5~20 分钟）：有静脉通路者，静脉注射地西泮，常规剂量 5~10 mg，如有必要可以重复 10 mg（最大速度 5 mg/min）。无静脉通路者，肌内注射咪达唑仑，常规剂量 10 mg。

（3）第二阶段（20~40 分钟）：如发作未能终止，启动第二阶段静脉治疗。丙戊酸钠，15~45 mg/kg，给药时间 5 分钟；苯巴比妥，15~20 mg/kg；苯妥英钠，18 mg/kg；左乙拉西坦，1 000~3 000 mg。

（4）第三阶段（40~60 分钟）：难治性癫痫，开始使用麻醉剂如丙泊酚、力月西、右美托咪定；同时多学科会诊（神经外科、精神科、睡眠中心、核医学科等）。

癫痫持续状态控制后，抗癫痫药物需常规服用。

（三）癫痫持续状态的急救护理

（1）终止癫痫发作：迅速给予地西泮 10~30 mg 缓慢静脉推注，2 mg/min。使用地西泮期间应注意患者呼吸情况，地西泮会抑制呼吸，应严密观察患者呼吸情况和血氧饱和度变化，必要时给予气管插管辅助通气措施。

（2）加强呼吸道管理：呼吸道护理是癫痫持续状态急救护理的重点。癫痫发作时，医护人员应立即将患者置于侧卧位，头部偏向一侧，解开其衣领和腰带，取出口腔内的活动性假牙，及时吸痰，清除口咽部分泌物，保持呼吸道通畅。对于出现呼吸缓慢、血氧饱和度 <85% 的患者，应及早行气管插管或气管切开。

（3）对症支持护理：给予甘露醇、呋塞米脱水降颅压，减轻脑水肿，积极纠正酸中毒和水、电解质紊乱。甘露醇有肾毒性，应注意观察患者的尿量；呋塞米利尿可导致电解质紊乱，应注意监测患者的电解质情况；卡马西平可引起皮疹，应注意观察患者的皮肤情况，出现皮疹及时向医师报告。

（四）癫痫持续状态预后

惊厥性癫痫持续状态是癫痫持续状态最常见、最严重的类型，是一种危及患者生命的紧急状态，发病率高，死亡率高，即使进行及时有效的治疗，其死亡率也在 7.6% ~ 39%，超过 10% 的患者会有不同程度的神经及认知的损伤，此类患者中约 20% 的患者在发病 30 天内死亡。部分惊厥性癫痫持续状态患者的预后差，影响预后的相关因素包括患者年龄、首发症状年龄、既往发作史、机械通气、肺部感染及患者入院时惊厥性癫痫持续状态的严重程度。

七、癫痫常见并发症

癫痫发作具有自限性，多数患者不需要特殊医学处理。

（一）神经内科常见并发症

1. 自伤和伤人

患者突然发作可导致继发外伤，如骨折、脱臼或跌伤等，应保证周围环境的安全。家属不可强行压制患者肢体，避免造成骨折或关节脱臼。若为癫痫持续状态应拨打 120，及时寻求专业医学处理。

2. 呼吸道梗阻

若有分泌物或呕吐物需要及时处理，防止患者发作时误吸而导致窒息或吸入性肺炎，但切勿强行用手将分泌物或呕吐物抠出，患者易突然闭合口腔导致手咬伤，应将患者头颈轻柔偏向一侧，或在发作停止后将患者头部转向一侧，让分泌物流出。

3. 其他并发症

在癫痫持续状态无法控制时，还易有脑水肿，酸中毒，水、电解质紊乱等潜在并发症。

4. 药物反应

若未规律用药，癫痫患者经过长期药物治疗癫痫发作仍然控制不佳时，有耐药可能，应遵医嘱按时规律服药，不可漏服、少服或是多服，也不可自行进行药物调整或者减停药物。部分患者对神经内科药物有药物过敏、胃肠道不适、睡眠障碍等药物不良反应，若出现过敏症状应立即停药并到门诊进行抗过敏治疗。

（二）神经外科常见并发症

癫痫外科作为功能神经外科的主要组成部分，开展术式较多且相对成熟。

同其他外科手术并发症一样，癫痫外科手术并发症是评价和影响治疗效果的重要因素。

1. 一般术后并发症

（1）感染与颅内血肿：属于常见的外伤性的并发症，并且可见于癫痫外科的创伤性检查及术式中。颅内血肿的发生率与手术方式及手术技术密切相关，术后感染与手术的无菌操作有关。

（2）死亡：少数术后患者由于术后脑血肿、脑梗死、肺部并发症、脑水肿等情况而有生命危险，若未及时处理或控制病情，易加重病情乃至死亡。

2. 神经、精神方面并发症

（1）颅神经麻痹：有报道颞叶切除术后很少一部分患者出现一过性的动眼神经麻痹（＜1%），可能是切除颞叶内侧结构过程中侵犯动眼神经所造成的。

（2）偏瘫：颞叶切除术后5%的患者出现暂时的轻偏瘫，永久性的偏瘫发生较少。大脑半球切除术患者术前通常有偏瘫，表现为手的握力、手指活动或踢腿能力的缺乏，术后很少加重偏瘫。

（3）视野缺损：不同的术式可能出现不同程度的视野缺损，如颞叶切除术后有50%患者出现上象限视野缺损，但此种视野缺损不易被发现，且不影响功能。

（4）失语：常出现在优势半球的颞叶切除术后，多有命名不能和发音困难等情况。术后1~3天较严重，1周内会有不同程度的改善。尽管如此，手术方案制定时规避造成术后语言功能的情况，术前行语言功能制图，避开优势半球的危险地区。

（5）遗忘：分为顺行性遗忘和特异性遗忘。顺行性遗忘属于少见但严重的并发症，常出现在双侧颞叶受损时。

（6）失联合综合征：分为急性失联合综合征、后部（感觉）综合征和裂脑综合征。

a. 急性失联合综合征：表现为不同程度的少言或者缄默，左侧肢体偏瘫，下肢重于上肢，左侧偏盲。

b. 后部（感觉）综合征：将会出现触觉和视觉传入受损，主要表现为非优势半球肢体或视觉接触时对物体的命名不准确。

c. 裂脑综合征：两侧大脑半球感觉和运动完全失联合将导致长期致残性损害，有明显的认知和行为改变、语言障碍和注意力与记忆顺序障碍等情况。

（7）原有损害症状的复现：术前既往出现过的运动、认知、语言障碍复现或加重情况。

（8）精神疾病：原有精神症状的癫痫患者，术后精神症状有加重的可能性，例如抑郁等情况，需及时抗抑郁治疗。

八、如何预防癫痫和减少发作

（一）如何预防癫痫

（1）优生优育，禁止近亲结婚。怀孕的头三个月，一定要远离辐射，避免病毒和其他感染；规律进行孕检；分娩时避免胎儿缺氧、窒息、产伤等。

（2）小儿发热时应及时就诊，避免孩子发生高热惊厥，损伤脑组织，还应看护好孩子，避免其发生头外伤。

（3）青年人、中年人、老年人应注意保证健康的生活方式，以减少脑炎、脑膜炎、脑血管病等疾病发生；注意安全，防止交通事故造成头部损伤。

（二）如何避免癫痫发作

（1）生活规律，按时休息，保证充足睡眠，避免熬夜、饥饿、暴饮暴食、疲劳等，避免长时间看电视、打游戏机等，尽量避免环境中的强光刺激，特别是闪烁光刺激。

（2）饮食清淡，多食蔬菜水果，避免咖啡、可乐等兴奋性饮料及辛辣食物，戒烟、戒酒。避免服用含有咖啡因、麻黄碱的药物。青霉素类或沙星类药物有时也可诱发癫痫发作。

第四节　癫痫共患病的治疗和护理

一、癫痫常见共患病

共患病的定义：患者同时患有非因果关联的两种及以上的疾病，分别达到各疾病的诊断标准。根据国际抗癫痫联盟（ILAE）2010 年提出"癫痫是脑网络异常疾病"，"Network"网络概念被正式纳入癫痫的定义。癫痫共同患病率远高于一般人群，提示两种疾病可能存在共同的病因病理机制。共患病在癫痫患者中十分常见，包括精神类疾病和非精神类疾病，涉及多类疾病，存在多种假设，加大了诊断及诊疗的难度。

精神类癫痫共患病分别有抑郁、焦虑、认知障碍、心因性非痫性发作、注意缺陷多动障碍等疾病。非精神类癫痫共患病分别有神经共患病、躯体共患病，神经共患病中概率较高的有偏头痛/头痛、睡眠障碍、运动障碍等，躯体共患病常有心脏疾病、消化道溃疡、哮喘、高血压等。其中，抑郁和焦虑是癫痫患者最常见的精神类共患病，并且癫痫发作的各个时段易出现不同的精神行为问题。这是由于癫痫与部分精神疾病有着相似的功能网络改变模式，而癫痫患者的大脑功能网络常有广泛的改变，这可影响多种高级的神经功能，如认知、情绪、奖赏动机、执行功能等。此外，自杀企图和癫痫可能存在某种内在联系。在癫痫确诊甚至首次发作前，癫痫患者的首次自杀风险就会提高 2.9 倍，再次/多次自杀风险升高 1.8 倍。虽然目前具体机制尚未明确，但是我们应重视癫痫患者的自杀问题，预防悲剧发生。

二、精神类共患病的治疗和护理

（一）癫痫伴抑郁的治疗和护理

1. 流行病学特点

抑郁在癫痫患者中普遍存在，抑郁在癫痫患者中的总体患病率为 20% ~ 55%，约 23.1% 处于抑郁发作期。累及颞叶、额叶的局灶性癫痫患者更易伴发抑郁。癫痫与抑郁可能有相互作用关系，癫痫发作控制不佳者更易出现抑郁，尤其是癫痫患者中存在社会功能障碍、脑功能障碍、抗癫痫药物服用种类多、癫痫发作控制不佳等情况更易伴发抑郁。共患抑郁障碍的癫痫患者往往存在生活质量降低、癫痫预后效果减弱、服用抗癫痫药物伴随出现的副作用较多、更易出现耐药性、个人及公共健康负担沉重的情况。根据 1954—2009 年针对瑞典人群的大数据研究显示，癫痫伴抑郁患者的自杀率为 2.9%，明显高于单纯癫痫患者、单纯抑郁患者及健康人群。

2．评估工具

国际上常采用 NDDI－E 量表、HAMD 量表（汉密尔顿抑郁量表）、SDS 量表（抑郁自评量表）、Beck 抑郁自评量表等方式进行测评，其中 NDDI－E 量表简单且准确率高，易于门诊时操作。

3．临床特征

癫痫伴抑郁根据抑郁和癫痫发作的时间分为癫痫发作前、发作中、发作后和发作间期。

（1）发作前抑郁：常表现为癫痫发作前数小时或数天，出现抑郁、易激惹、情绪低落等症状，并与癫痫发作性症状相关联。

（2）发作中抑郁：表现程度各不相同，可能为轻微的悲伤，也可能表现为极度的无助和绝望、快感缺失、负罪感和自杀意念，持续时间短，症状刻板，与周围环境不符，属于突发性的不受环境因素影响的抑郁症状。

（3）发作后抑郁：通常为癫痫发作后出现，持续数小时到数天不等，但常可自行缓解，持续时间较短暂。其表现为沮丧、失去兴趣、无助、易怒、自嘲。

（4）发作间期抑郁：出现于癫痫发作间期，与癫痫无关。临床症状多样，轻重不等，包括失去兴趣、负罪感、疲劳、焦虑、易怒、对挫折耐受性差和情绪不稳定等。与原发性抑郁相比，神经质特征（即躯体化、焦虑、沉思、内疚、自怜、绝望和无助）明显减少。

4．治疗

针对癫痫伴抑郁患者应早期筛查、早期诊断，积极控制癫痫，同时进行抗抑郁药物治疗。对于抗抑郁药物应遵医嘱服药，遵循小剂量起始，缓慢加量，达到最小有效维持剂量的原则进行。患者不用过度担心抗抑郁药物与抗癫痫药物的相互作用或过度紧张于抗抑郁药物对诱发癫痫的风险。同时应进行心理干预，心理治疗与药物治疗同样关键。患者可去正规的心理卫生科就诊。

5．护理要点

家属应给予患者完整强大的社会支持、足够的关心关爱，在一定程度上可减轻和缓解其因社会、心理因素导致的抑郁问题，有助于改善患者继发的如自卑、绝望、退缩、回避的不良心理的社会性后果。我们应给予患者有效的沟通和耐心疏导，利用社会支持系统帮助患者加强社会支持系统。

（二）癫痫伴焦虑的治疗和护理

1. 流行病学特点

作为癫痫共患病，焦虑和抑郁属于最常见的精神共患病。成人癫痫患者合并焦虑占 11% ~ 39.4%，儿童及青少年癫痫患者合并焦虑的占 17% ~ 48.5%，并且焦虑和抑郁常相伴存在。癫痫患者伴发焦虑症状会导致自杀率增加，是对照人群的 3.6 ~ 11.4 倍。

2. 评估工具

常用的焦虑筛查量表有汉密尔顿焦虑量表（hamilton anxiety scale，HA-MA）、焦虑自评量表（self-rating anxiety scale，SAS）、综合性医院焦虑抑郁量表（hospital anxiety and depression scale，HADS）、广泛性焦虑量表（generalized anxiety disorder-7，GAD-7）。

3. 临床特征

癫痫伴焦虑表现常为惊恐障碍、广泛性焦虑障碍及社交恐惧。青少年焦虑与年龄有关，幼儿常表现为分离性焦虑，青少年癫痫伴焦虑的主要表现形式则为广泛性焦虑和社交恐惧。患者与家庭较正常家庭相比往往也承受着更多的压力和限制。

4. 治疗

针对癫痫伴焦虑患者，必须要全面评估治疗方案的可行性和安全性等，具体问题具体分析，进行个体化治疗、用药指导、心理治疗、心理干预和社会支持等。针对儿童癫痫伴焦虑，应充分考虑到患儿的不同年龄阶段，可能存在认知、语言、情绪、理解能力等的差异，必要时需要儿科精神医生的协助。针对癫痫伴焦虑和抑郁患者的系统性心理治疗常有认知行为治疗、精神动力学治疗、人际关系治疗等主要方式，首要推荐癫痫伴焦虑和抑郁患者选择的心理治疗方式为认知行为治疗。

5. 护理要点

（1）癫痫健康宣教，加强患者对癫痫的认识，对自身疾病有正确看法，认识到癫痫是可以治疗的，树立战胜疾病的信心，增加治疗依从性。

（2）增强沟通，提醒并督促患者积极配合并维持治疗。

（3）尊重患者，及时沟通，患者的病情应向无关人员保密。

（4）鼓励患者参加力所能及的社会活动，提高独立能力和社会适应能力。

（5）做好社会支持，家庭中避免家属对患者出现冷漠、厌烦、嫌弃的态度，而应关心、体贴患者。

（三）儿童癫痫伴注意缺陷多动障碍的治疗和护理

1. 流行病学特点

儿童癫痫最常见的共患病是注意缺陷多动障碍，有14%～40%表现出注意缺陷多动障碍（ADHD），较普通儿童患 ADHD 增高5%～10% 的风险，其中神经功能障碍或癫痫发作情况均可能增加 ADHD 的发生风险，癫痫起病年龄越早，越易伴发 ADHD。ADHD 常常表现为患儿活动过度、行为冲动以及注意力不集中，上述症状单独存在或并存，无明显的性别差异。

2. 评估工具

ADHD 诊断及评估需要使用 ADHD‐RS‐Ⅳ 量表，并且需要由专业儿科精神医生下确诊诊断方有效。

3. 临床特征

该共患病对儿童危害极大，学龄前期患儿的主要症状为注意力不集中、行为紊乱；学龄后期患儿则有交流沟通困难、学习能力低下；青少年时期则表现为过度自尊或自卑、社交困难，甚至养成吸烟、饮酒等不良习惯，必须尽早了解其发病机制并进行治疗。

4. 治疗

对伴发 ADHD 的癫痫患儿，建议采用多模式治疗方案、抗癫痫药物，同时辅以治疗 ADHD 的药物，主要有中枢兴奋剂、去甲肾上腺素再摄取抑制剂，具体用法、用量及疗法遵专科医生医嘱。遵循协同治疗的适宜原则和措施，药物治疗的同时应进行早期心理干预和行为治疗，采取合理方式纠正错误行为习惯，予以心理支持以改变患儿的不良心理状态。

5. 护理要点

（1）逐步培养健全的人格：儿童的好奇心、探索性、模仿性强，应着手培养自己处理事情的能力，应尽量合理答复以满足他们的求知欲望，对儿童的一些活动要善于引导，给予鼓励，不要不加分析地训斥、干涉，更不要当众批评、伤害自尊心。

（2）促进思维和智力发展：应借助各种游戏、活动，如书写、体育、音乐、绘画等有益活动来培养儿童的认识能力，进行言语训练。

（3）加强品德教育及做好家长的心理咨询：患儿辨别能力差，易受社会不良因素影响而沾染恶习，应提早进行引导，防患于未然。

（4）保证营养，增强体质，培养良好的卫生习惯和生活习惯：必须保证睡眠；供给足够的营养食品；养成好的卫生习惯；进行恰当的体育锻炼，有助于肌肉发育，培养勇敢、果断、机智的性格，有益于患儿的身心健康。

（5）注意用药后观察：抗癫痫发作伴 ADHD 期间一定按医嘱给药，并观察用药后有无副作用及其他不适。

（四）癫痫伴自闭症谱系障碍的治疗和护理

1. 流行病学特点

在儿童癫痫共患病中存在高发的认知和行为共患病，尤其是难治性癫痫患儿，其中癫痫与自闭症谱系障碍（ASD）的共患病率较高，为 5%～21%，是普通患儿的 7 倍。

2. 评估工具

可参考《精神疾病诊断与统计手册》的标准和《自闭症诊断访谈量表》（第 2 版）的标准，具体应由神经内科医生及心理卫生科医生进行专业评定。

3. 临床特征

癫痫伴发 ASD 的最大的危险因素为智力发育迟滞、智力障碍，但是不同类型的癫痫，伴发 ASD 的概率亦不相同，Dravet 综合征患儿伴发 ASD 的概率最高，为 47.4%。ASD 患儿发生癫痫的概率也更高，其癫痫首发有两个高峰期：①5 岁以前；②青春期至成年。

4. 治疗

采取抗癫痫治疗一定程度上对癫痫伴发 ASD 有潜在的控制作用。针对癫痫伴 ASD 患者除了常规抗癫痫的用药治疗之外，还应在专业医生的指导下进行 ASD 的治疗。

5. 护理要点

医院康复训练应联合家庭康复护理干预进行，家庭是患儿最熟悉的环境，由家长进行康复护理，将患儿生活、学习、社会环境融为一体。可以通过人际关系干预、行为动作训练、语言干预及反应能力训练四种方式进行干预，帮助患儿学会基础的生活技能和语言。

（五）癫痫伴认知功能障碍的治疗和护理

1. 流行病学特点

认知和行为共患病在癫痫患者中高发，认知功能障碍是常见的癫痫共患病，尤其在儿童患者中。

2. 评估工具

认知功能评估分为综合和单项评估，后者包括注意、记忆等。目前应用较为广泛的测验量表简介如下：简明智能状态检查表（MMSE）、蒙特利尔认知评定量表（MOCA 量表），包括定向、注意、学习、计算、抽象、信息加工、空间结构能力和回忆等。

3. 临床特征

临床特征包括感知障碍、语言功能障碍、注意障碍、记忆障碍以及思维障碍等。癫痫伴发认知功能障碍的患者比例高达40%。BECT 患者中，中央颞区棘波干扰患儿语言网络、认知及行为网络，出现精细语言障碍、可逆性语言认知发育滞后等症状。儿童患者常表现为记忆力、语言能力以及精神运动速度受到损害，与癫痫的发作类型、初始发病年龄等情况相关。

4. 治疗及护理要点

在认知功能障碍时应积极采取康复及正确的行为指导，同时进行积极、安全的药物治疗，尽可能降低癫痫的神经行为共患病对患者的影响，保障社会生活的正常进行。应针对不同的智力受损情况采取有针对性的护理措施，如安全管理教育、行为及语言训练、营养指导。

（六）心因性非痫性发作的治疗和护理

1. 流行病学特点

约10%的心因性非痫性发作（PNES）患者与癫痫共患病。患有智力障碍的 PNES 患者中，高达30%伴发癫痫。

2. 评估工具

目前，PNES 暂无准确的评估工具，诊断常常需要神经内科医生及心理卫生科医生进行联合诊断及区别诊断，因为 PNES 常与癫痫发作混淆。

3．临床特征

PNES 也是癫痫常见的鉴别诊断，常被误诊为癫痫发作，并发患者中 70%
为先患癫痫后患 PNES。相比不伴 PNES 的癫痫患者，合并 PNES 的癫痫患者
的抑郁、焦虑程度更深；从癫痫发作的症状学上看，失神/愣神发作更为少
见。由于易被误诊为癫痫发作而服用抗癫痫药物，但单纯抗癫痫药物治疗效
果并不明显。我国仅约 16.6% 的神经科医生熟悉 PNES 的治疗。

4．治疗

目前，PNES 急性发作时被认为最有效的治疗手段为个体心理治疗，如认
知行为治疗。应在专业的心理卫生科医生及神经内科医生共同确诊后，具体问
题具体分析，制定最符合自身症状的药物治疗和心理干预方案。

5．护理要点

尽管 PNES 的发作几乎总可以由心理治疗师在不需要医生或急诊护理人员
的帮助下得到良好的控制，但我们建议心理治疗师应该预见到在治疗过程中
疾病的发作，并制定安全的管理预案。PNES 患者在心理治疗过程中比癫痫患
者更易发作。

（七）癫痫性精神障碍的治疗和护理

1．流行病学特点

精神病的起病年龄平均为 29.1 岁（10～60 岁），大多数（51.8%）于癫
痫病程 4 年内出现精神症状，多为大发作类型（7.6%），精神症状出现前癫
痫停止发作者占 63.5%。

2．评估工具

目前暂无准确的评估工具，主要根据患者的临床表现进行诊断，需要神
经内科医生及心理卫生科医生进行联合诊断及区别诊断。

3．临床特征

癫痫性精神障碍是指一组复发性脑异常发电所导致的精神障碍。根据累
及部位、生理病理的改变不同、症状不同，诊断分类也不尽一致。根据我国
精神疾病分类方案以及诊断标准的第二版，癫痫性精神障碍主要包括以下类
型：癫痫性意识障碍、癫痫性精神病、癫痫性情感障碍和癫痫遗忘综合征等。

4．治疗

针对病程长、发作频繁、躯体症状较重、情绪波动显著、既往有药物滥

用和精神障碍病史的患者，优先考虑药物治疗；药物联合心理治疗也是合理的治疗方式，并且对于癫痫性精神障碍患者而言，必须从每个患者的实际情况出发，大多会通过联合用药的方法来完成。患者必须定期到癫痫门诊复诊，部分精神障碍明显患者应同时进行心理卫生科门诊就诊，进行专科干预治疗。

5. 护理要点

建议定期复诊、复查，让专科医生对患者情况进行充分了解，从而更好、更及时、更切合患者病情，进行治疗方案和药物治疗的调整，但是切不可自行调整药物，避免未遵医嘱而进行调药、减药、停药等行为，否则易导致产生耐药性，不利于癫痫发作控制及情绪障碍的调节，患者对癫痫性精神障碍要有足够的认识。

三、非精神类共患病的治疗和护理

（一）癫痫伴偏头痛的治疗和护理

1. 流行病学特点

偏头痛也是癫痫患者最常见的共患病之一，二者共患将增加诊疗难度，并且严重影响癫痫患者的生活质量。我国大型流行病学研究显示，成人癫痫共患偏头痛的比例为 9.3% ~ 12.53%。欧洲数据显示其共患率可达 34.7%；美国成人癫痫患者偏头痛发病率显著高于一般人群。癫痫患儿共患偏头痛也不鲜见。国外研究显示癫痫患儿中偏头痛患病率为 14.7%，明显高于一般儿童（2.7% ~ 11%）。

2. 评估工具

可根据视觉模拟评分法（visual analogue scale，VAS），进行疼痛评估。

3. 临床特征

癫痫共患偏头痛常会增加癫痫发作频率，降低药物治疗反应性，增加难治性癫痫比例和致残率。癫痫共患病偏头痛的症状较单纯偏头痛往往更严重，发生视觉先兆和畏声的现象更频繁。遵循国际头痛协会标准，即偏头痛常无先兆，以前至少有过 5 次发作，发作时间为 4 ~ 72 小时，疼痛伴有下述特征中的两种：单侧、搏动性、中到重度抑制或妨碍正常活动和（或）普通体力劳动后可使偏头痛加重。

4. 治疗

癫痫共患偏头痛的整体治疗目标是减少癫痫和偏头痛发作的频率，降低严重程度和缩短持续时间，提高患者的生活质量。治疗方法应以药物治疗为主，临床可在规范的抗癫痫药物（ASMs）治疗基础上，根据偏头痛的发作情况，分为急性期治疗和预防性治疗。

偏头痛患者存在以下情况应考虑预防性药物治疗：

（1）患者的生活质量、工作和学业严重受损（需根据患者本人判断）。

（2）发作频率每月2次以上。

（3）急性期药物治疗无效或患者无法耐受。

（4）存在频繁、长时间或令患者极度不适的先兆，或为偏头痛性脑梗死、偏瘫性偏头痛、伴有脑干先兆偏头痛亚型等。

（5）连续2个月，每月使用急性期治疗6次以上。

（6）偏头痛发作持续72小时以上等。

偏头痛发作急性期药物治疗的目的为快速、持续镇痛，减少偏头痛再发生，恢复患者的正常生活状态。具体药物及其推荐剂量、证据等级和注意事项应遵医嘱进行。除上述药物治疗，也可考虑非药物治疗，如按摩、理疗、针灸、心理治疗、生物反馈治疗、饮食疗法、迷走神经刺激术等，但目前这些方法的疗效尚无高等级的研究证据证实。部分儿童癫痫共患偏头痛患者，随年龄增加，两种疾病均可获得改善；与月经周期相关的癫痫共患偏头痛女性患者，在绝经后雌激素水平波动变小，偏头痛可能获得改善。

5. 护理要点

患者日常生活要规律，避免偏头痛的诱发因素，如精神紧张、睡眠不足以及噪声和强光刺激；避免食用可能引起偏头痛的食物，如酒类、奶酪、巧克力等。发作时让患者躺在光线暗且安静的房间休息。指导并建议患者作记录偏头痛的日记，了解偏头痛的特征及经过，也便于患者后期门诊复诊时医生对病情的了解。

（二）癫痫伴睡眠障碍的治疗和护理

1. 流行病学特点

癫痫与睡眠障碍共患率高，睡眠障碍是最为常见的癫痫共患病之一。成年癫痫患者睡眠障碍患病率是健康成年人患病率的 $1.4 \sim 3.0$ 倍，为 $28.9\% \sim$

40%；癫痫患儿共患病失眠的患病率为 11% ～31.5%，亦远高于健康儿童。癫痫共患病睡眠障碍会大大降低癫痫患者的生活质量，两病共患易加重癫痫、焦虑抑郁症状，对于癫痫患儿亦会影响其生长发育。

2. 评估工具

临床上最常用的是多导睡眠监测（PSG），其他常用的检查还包括多次小睡潜伏试验（MSLT）、清醒状态维持能力检查（maintenance of wakefulness test，MWT）、长程脑电图（EEG）、体动记录仪（actigraphy）、夜帽、微动敏感床垫、制动试验等。

3. 临床特征

癫痫与睡眠障碍可相互作用、相互影响。一方面，癫痫发作频率增加与长期睡眠障碍有关，睡眠障碍可能恶化癫痫症状及影响认知功能；另一方面，癫痫疾病将会影响睡眠结构，癫痫患者更易出现噩梦、睡眠片段化、失眠、觉醒后疲倦与异态睡眠等症状。

4. 治疗

对于癫痫共患睡眠障碍的患者，选择兼顾两种疾病的治疗。对癫痫共患睡眠障碍遵医嘱规范用药治疗，在控制癫痫发作的同时尽量改善睡眠质量。此外，还有非药物治疗等方式，如睡眠卫生、认知行为疗法（CBT）、持续气道正压通气（CPAP）疗法。其中，针对癫痫合并阻塞型呼吸暂停综合征患者，我国专家共识推荐使用 CPAP 疗法（需在专业医疗机构遵医嘱进行治疗）。

5. 护理要点

日常生活中，应保持良好的睡眠卫生，建议适量运动及保持良好饮食习惯，睡前 4 小时应避免情绪波动过大及饮用含咖啡因、茶多酚的饮料，营造良好的睡眠环境等。

（三）癫痫伴躯体症状障碍的治疗和护理

1. 流行病学特点

癫痫伴躯体症状障碍（somatic symptom disorder，SSD）患病率高，影响约 30% 的癫痫患者。SSD 是一种新近被定义的情绪障碍疾病，诊断率在普通人群约 4.5%。

2. 评估工具

目前暂无准确的评估工具，诊断常常需要在神经内科医生及心理卫生科医生进行联合诊断及区别诊断。

3. 诊断标准

（1）存在一种或多种导致痛苦或日常功能损害的躯体症状。

（2）伴有与躯体症状或健康相关的、过度的想法、感受或行为。

（3）慢性化（一般持续 6 个月以上）。

4. 临床特征

SSD 与焦虑、一般性焦虑、抑郁均有较高的相关性。74.9% ～100% 共患焦虑和抑郁的癫痫患者的临床症状表现为头痛、胃肠不适、心慌、胸痛、全身疼痛等躯体症状，而不是情绪改变。患者往往认识不到自己的焦虑、抑郁情绪，而更倾向于认为上述躯体化症状是身体疾病的征兆，因而癫痫患者反复就诊，SSD 即是上述症状的准确诊断。SSD 与癫痫是双向关系，可加重癫痫发作或相互加重。

5. 治疗

SSD 共患病的治疗需要纳入癫痫患者的全面管理，采用抗抑郁药物联合抗精神病药物。对患者进行认知行为治疗，更长的持续时间和频率（例如超过 10 个疗程和 12 周的治疗）对减轻合并症（包括抑郁症和焦虑症）有显著作用。联合用药治疗和认知行为治疗对于改善 SSD 共患病是一个长期的过程，需要患者的长期坚持和家庭等社会支持的长期陪伴。

6. 护理要点

患者对自身躯体化症状的认识缺乏，这些反映出目前抑郁症患者躯体化症状的管理现状不理想，缺乏有效的干预项目。对这些现状需要提高认识和重视程度，进行有效的健康宣教，有效沟通，耐心疏导，利用社会支持系统的帮助等。

（四）癫痫伴脑卒中的治疗和护理

1. 流行病学特点

急性症状性癫痫发作及癫痫是缺血性脑卒中的一种潜在并发症，特别是在中老年人群。卒中后癫痫现已经成为我国成年人症状性癫痫最常见的病因。最新研究表明，因脑梗死而引发的癫痫占癫痫总发病的 9%。缺血性脑卒中往往与老年人相关，但在 16～49 岁的青年及中年人群中也并不罕见，每年每 10 万人中有 10～11 人发病。

2. 临床特征

缺血性脑卒中患者癫痫的发生有两个高发时段：卒中后 24 小时内（为癫痫早期发生的高峰），卒中后 6～12 个月（为癫痫晚期发生的高峰）。由缺血性脑卒中引发的癫痫持续状态的发生率研究表明尚不足 1%。卒中后癫痫患者由于神经系统功能障碍，生活不能自理，且反复癫痫发作，容易出现抑郁情绪，同时抗癫痫药物又造成患者抑郁症状加重，使自杀率、死亡率升高。多数研究认为，中重度脑卒中、皮质受累、脑梗死出血转化、完全前循环梗死、青年卒中是缺血性脑卒中后癫痫发生的危险因素。

3. 治疗

我们要加深对缺血性脑卒中后癫痫发生情况的了解，以便可以早期识别危险，做好防范，同时作出正确癫痫诊断和分型，从而进行及时的合理治疗，有效改善患者预后，加快卒中患者康复，提高生存质量。

由于脑梗死后早、晚期癫痫发作发病机制不同，处理方法也不同。早期癫痫发作多由脑组织急性缺血缺氧引发代谢障碍造成，发作可随水肿带的消退而缓解，而且目前尚没有证据证明抗癫痫药物的应用可以降低脑卒中后早期癫痫发作的风险，但如果缺血性脑卒中早期有多次癫痫发作则提示出血转化可能，需要短暂用药。相反，晚期癫痫发作因瘢痕组织形成，神经元变性引起，诱发因素难以消除，要积极进行抗癫痫治疗。

抗癫痫药物的选择基本同其他形式的癫痫，过去治疗脑卒中后癫痫主要用卡马西平和苯妥英钠，对于老年部分性癫痫发作而言，推荐加巴喷丁和拉莫三嗪。由于缺血性脑卒中后癫痫发病人群（中老年）的特殊性，要综合考虑药物疗效、药物之间的相互作用以及药物的副作用。有研究表明，他汀类药物可以降低脑卒中后癫痫的发生，特别是住院期间的早期癫痫发作；另外有研究证实在疗效相当的情况下，左乙拉西坦、拉莫三嗪及加巴喷丁对认知功能损害较小，比较适合老年人群。

4. 护理要点

（1）保持患者呼吸道通畅。如果患者失去排痰能力，医护人员可以对患者进行吸痰或气管切开术。护理人员在操作过程中应该严格遵守无菌技术，避免院内感染。患者癫痫发作时应及时对其进行高流量吸氧，安置心电监护监测血压、心电图、呼吸运动以及观察患者的神志、瞳孔等。

（2）癫痫持续状态的护理：当患者出现癫痫持续状态时，医护人员必须立即采取措施有效中止持续状态，以免造成患者脑细胞损伤，甚至休克、死亡。同时应保持环境安静，移除可能伤害患者的物品，密切观察其病情变化。

（3）疾病知识指导：不能擅自停药、减药，以免病情反复。家属要时刻观察患者的病情规律和变化，避免诱因，发现病情变化及时就医治疗。

（五）癫痫伴血管性痴呆的治疗和护理

1. 流行病学特点

近几年血管性痴呆的发病率呈逐年上升的趋势，而由于脑梗死、局部脑软化灶、脑神经元缺血和缺氧等因素，部分患者会继发癫痫。

2. 临床特征

血管性痴呆是临床常见的慢性脑部疾病，主要表现为大脑神经元过度放电所致突然、短暂和反复大脑功能失调，而大脑神经元异常放电时常伴有糖代谢异常及暂时性大脑皮质血流灌注动力学改变。血管性痴呆患者癫痫一旦发作，其认知功能可能出现进行性下降。

3. 治疗

继发癫痫是一种特殊的癫痫类型，抗癫痫药物对其治疗效果欠佳，积极去除原发疾病是根治疾病的最佳方法。

4. 护理要点

癫痫护理方式同脑卒中后癫痫护理，对于血管性痴呆患者除了按时定量提醒患者服药以外还需要做好防走失的措施，如佩戴定位手表、腕带，随身带有家庭住址和电话的挂牌，外出时需有家属陪同等。

第三章

[癫痫患者的自我管理]

第一节　药物治疗管理

一、何时开始服用抗癫痫药物

传统认为首次癫痫发作一般不需要治疗，但根据癫痫的最新临床实用定义和最新诊断流程定义，至少 2 次间隔 24 小时的非反射性发作（反射性发作比如打麻将、打游戏才发作），或者诊断为某种癫痫综合征，或不明原因的 1 次发作，根据患者病史、发作表现和各项检查结果（脑电图、磁共振）诊断为癫痫的患者都需要立即开始抗癫痫治疗。如果两次发作间隔 1 年以上可以推迟药物治疗。

二、药物方案和剂量

癫痫患者确诊后进行早期正规治疗是决定治疗效果的主要因素，医生会根据发作类型或癫痫综合征、发作频率、禁忌证、年龄和患者的意愿制定个体化用药方案，医生制定用药方案一般遵循以下原则：

（1）一般以选择安全、有效、易购、廉价的药物为主。

（2）用药量从最低剂量开始，根据病情变化逐渐进行调整。

（3）一般从单一的药物治疗开始，数周后如没有效果，或者患者不能耐受药物副作用，将会考虑增加剂量或更换药物以增强疗效。

不得因为发作频率降低或无发作而自行减量或停药，或发作频繁而自行

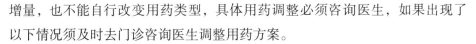

增量，也不能自行改变用药类型，具体用药调整必须咨询医生，如果出现了以下情况须及时去门诊咨询医生调整用药方案。

a. 发作频率增高。

b. 出现严重药物不良反应，如攻击行为、复视、月经紊乱、皮疹、肝肾功能异常、眼球震颤、儿童多动症状、严重呕吐、贫血、胎儿发育异常等。

c. 备孕、孕期以及产后。

三、药物的效果和副作用

癫痫是神经科比较常见的病症，患者从诊断到治疗再到最后的停药是一个长期的过程，一般2~5年，部分患者治疗时间可能还要更长。常常有初期确诊癫痫的患者，服药一段时间后会产生一定的疑惑，认为吃药后就不会再发作，但仍有相当部分患者吃药之后还是会有一定的发作。患者常对服药后是否控制了病情感到疑惑。患者可以记录发作频率和时长、发作表现和程度、药物副作用等，同时患儿家长还需要注意观察患儿用药治疗期间有无智力、语言、感觉和运动方面的异常，以便及时发现引起癫痫的原发病，记录下来提供给医生，医生再结合常规脑电图或视频脑电图、血药浓度检测判断治疗效果。

此外，用药初始阶段要定期检查肝肾功能，添加新药时注意有无过敏反应。每一种药物都有不良反应，有的不良反应是暂时的，有的则需要引起重视，需要及时处理，注意识别常见副作用。

第一类不良反应是药物摄入后的胃肠道反应，表现为腹胀、食欲下降、恶心呕吐、便秘或腹泻等，这些不良反应会随着用药过程自然痊愈，不能因常见的不良反应而自行停药。

第二类不良反应，由于抗癫痫药主要作用于中枢神经系统，因此对大脑可能产生一定神经系统反应，最常见的神经系统反应是头晕、情绪变化、影响睡眠，多见于刚开始服药阶段。这些不良反应通常在1~2周后自动消失，如果未加重可继续观察。

第三类不良反应最常见的就是过敏反应，需要重视甚至减药、停药。抗癫痫药物的过敏表现主要为皮疹（多见于奥卡西平）、皮肤瘙痒、淋巴结增大、发热等，在刚开始服药的一个月内如果发生过敏反应须要马上就医，并在医生指导下调整药物。

第四类不良反应是在服药一段时间后的慢性影响，例如肝肾功能下降、电解质紊乱等。此类情况也需要就医调整剂量，但这些指标在调整药物后不会很快变化，一般在药物调整后逐渐改善。

此外还有一些常见的不良反应，例如体重变化（多见于丙戊酸钠）、脾气暴躁（多见于左乙拉西坦）、月经失调（多见于丙戊酸钠）、困倦、疲劳、记忆力下降、手抖等。

四、服药期间的检查

（1）一般查体：精神症状，智力情况，皮肤有无红疹、红肿。

（2）定期复查血常规：用抗癫痫药的初期（2~3周）出现异常的可能性大，应及时发现和处理，以后可以1~3个月复查1次。如果服用苯妥英钠治疗，还应该随时检查血清叶酸、血细胞、钙、磷浓度。

（3）定期复查尿常规，开始药物治疗后每3个月复查1次肝肾功能，至少持续半年。如果服用丙戊酸钠，应特别注意肝功能的情况。年龄小于2岁的儿童应该每半个月或1个月复查1次肝功能。

（4）定期检查血药浓度，以指导用药。

（5）脑电图检查：在药物治疗开始阶段、中间及减药过程中，可以重复脑电图检查，观察癫痫放电情况，以便指导调整药物剂量和减药速度。

五、漏服药的处理措施

目前，口服抗癫痫药是治疗癫痫的主要方式，服药过程中一定要遵医嘱按时足量服用。患者如果因为某种原因或一时疏忽造成漏服，则应采取适当的措施予以补救，否则容易诱发癫痫发作，甚至出现癫痫持续状态。

如果确信漏服，且距离下次服药时间较长，则应该尽快全剂量补服。

如果只是怀疑，不能确定是否漏服，则可以立即补服常规剂量的一半；如果发现漏服时已经很接近下次服药时间，则可以将原定下一顿的药量提前服用，并服用平时剂量的1.5倍，此后按时间继续规律服药。

服药后因为发作或其他原因吐出来，如果服药后1小时内吐出来，就再服全量，如果服药后1~2小时内吐出来，就服半量，若服药后2个小时吐出来则可以不用再补服。现在有的抗癫痫药是缓释片，若服药后 3～5 小时吐出来，则需要全量再补服一次。

那么可以通过哪些方式避免漏服呢，下面为患者提供几点建议供参考。

（1）让家人提醒服药的时间。

（2）设置闹铃提醒，如闹钟、手机闹铃等方式，且可以多设置几个。

（3）用特制药盒把每天要服的药按照时间、剂量放在固定的药格里。

（4）如果是一天服两次药的患者则固定时间，如早上出门前服一粒，下班到家服一粒；若是一天服 3 次药，则每顿饭后立即服药。患者应该根据自己的服药次数，设定最简单的提醒方法，尽量少漏服。

六、减药与停药

在规律服用抗癫痫药后，约70%的患者可以实现无发作，另外30%的患者发展为耐药性癫痫，还有一部分患者需要外科手术治疗。

一般情况下，如果连续 2 年及以上未发作，则可以门诊咨询医生是否可以减药或停药。但不能自行减药或停药，如何减药还需要医生根据患者的癫痫类型、病因、癫痫综合征类别、治疗效果、复查脑电图结果（大部分需要完全无痫样放电）综合评估停药复发风险，确定减停药风险较低再与患者沟通风险和受益后可以逐渐减药，且多种药物治疗一次只能减停一种药物。

如果患者为青少年肌阵挛癫痫（JME），鉴于复发风险高，许多专家建议这类患者长期服药。

在减药过程中，需要定期门诊（每3～6个月）复查脑电图。如果减停药过程中再次出现癫痫样放电或出现再次发作则需要停止减药。目前，在停用抗癫痫药之前，需要多长时间无发作可以降低复发风险，对此仍然不确定。

七、癫痫停药后的复发风险

患者在减药或停药后仍然有复发风险，复发风险在 30% 左右，尤其以停药 3～6 个月复发率最高，但不同类型癫痫综合征或病因的癫痫复发风险不同，一般以下情况复发风险较大。

（1）自行停药或减量过快，一般开始减药到停药的时间需要经过 1～2 年。

（2）青少年起病的癫痫，如 JME，30 岁以后发病者。

（3）病程长，发作频繁的患者。

（4）需要多种抗癫痫药物控制发作的癫痫。

（5）有多种发作类型的癫痫。

（6）有癫痫家族史、神经功能缺损，以及有明确病因的继发性癫痫，如脑瘤或外伤后。

（7）脑电图有节律改变。

（8）停药前血药浓度较高。

停药后如果短期内复发，门诊咨询医生恢复既往药物剂量并随访。但如果停药 1 年后是有诱因的复发则需注意避免诱因，保持良好的生活习惯，如未再发作可继续观察；如果出现每年 2 次以上无诱因的发作，需要医生再次评估病情以确定治疗方案。

八、不宜与抗癫痫药同时服用的药物

（1）影响抗癫痫药吸收。含有钙、镁、铝的抗酸药（如氢氧化镁、三硅酸镁、氢氧化铝、碳酸钙）会降低苯妥英钠吸收，从而降低其疗效。

（2）抑制抗癫痫药的代谢排出。有些药物与抗癫痫药使用同样的代谢途径从而产生竞争，抑制抗癫痫药的代谢排出，如抑制苯妥英钠代谢的药有异烟肼、氯丙嗪、普萘洛尔、氯霉素等，因此，患者如果同时患有结核病、高血压或心脏病时，用药需咨询医生。

（3）提高抗癫痫药的血药浓度。大部分抗癫痫药在血液中不是孤立存在的，而是和血浆蛋白结合，如果同时服用的另一种药物也容易结合血浆蛋白，两种药物就会竞争血浆蛋白，从而把抗癫痫药与血浆蛋白分开，这样就会导致抗癫痫药的血浆游离药浓度升高，出现药物过量的中度症状。如口服抗凝药、降糖药、三环类抗抑郁药会与苯妥英钠和丙戊酸钠竞争，因此患者如同时患有糖尿病、抑郁症等情况时，用药需要咨询医生。

（4）加速抗癫痫药的代谢排出。有的药物会加速抗癫痫药的代谢，降低血药浓度影响病情控制，如安定、酒精会明显降低苯妥英钠的血药浓度。

第二节　生活管理

一、癫痫患者的饮食与禁忌

（一）饮食建议

（1）癫痫患儿：需要营养丰富且易消化的食物，高蛋白质和磷脂有助于脑功能的恢复，也可以减少癫痫发作的次数。高卵磷脂食物有蛋黄、牛奶、大豆和动物肝脏等。高蛋白质食物包括高动物蛋白和植物蛋白食物。见表 3 - 1。

表 3 - 1　癫痫患者的饮食建议

动物蛋白	植物蛋白
牲畜的奶，如牛奶、羊奶、马奶、骆驼奶等 畜肉，如牛、猪、马等 禽肉，如鸡、鸭、鹅、鹌鹑等 蛋类，如鸡蛋、鸭蛋、鹅蛋、鹌鹑蛋等 海产品类，如鱼、虾、蟹等	大豆类，如黄豆、大青豆和黑豆等，其中以黄豆的营养价值最高 干果类，如芝麻、花生、瓜子、核桃、杏仁、松子等 螺旋藻

（2）青少年女性癫痫患者：由于癫痫发作和抗癫痫药物的服用会影响青少年女性骨骼的健康，建议患者适当补充维生素 D 和钙剂。

（3）老年女性癫痫患者：由于老龄、绝经和部分抗癫痫药物的副作用，导致患者骨密度降低而引起骨质疏松。服用苯巴比妥、苯妥英钠、卡马西平、丙戊酸钠这些传统抗癫痫药物的患者，绝经期女性至少每天服用钙 1 000 mg + 维生素 D400 IU，绝经后女性服用钙 1 500 mg + 维生素 D600 IU，同时建议补充维生素 K 预防骨质疏松。

（4）难治性癫痫使用生酮饮食（KD）患者：由于生酮饮食是高脂肪、适中蛋白质、低碳水化合物的饮食模式，导致食物中的维生素和微量元素来源减少，需注意补充微量元素及复合型维生素的补充。

此外，有研究认为双歧杆菌和乳酸菌对于癫痫患者来说是一个保护因素，可口服益生菌制剂或进食酸奶、乳酸菌饮料等，以降低癫痫的发作频率。

（二）饮食禁忌

（1）避免过饥过饱，忌烟酒。

（2）减少刺激性食物、油腻食物等的食用量和次数，如辣椒、肥肉、羊肉等。

（3）避免单次进食大量甜食、水或兴奋性饮料，如咖啡、浓茶等，从而降低由于神经兴奋性升高导致癫痫发作的风险。

（4）使用生酮饮食治疗的禁忌证，如有脂肪酸转运和氧化障碍的患者不能使用生酮饮食。

二、癫痫患者能否上学

（1）学龄儿童在癫痫发作不频繁、智力正常的情况下，尽量在普通学校上学，正常参加体育课，参加郊游及学校组织的其他文体活动。家长不要因为孩子患有癫痫而放松要求，使其荒废学业。

（2）患儿发作非常频繁，药物治疗效果不好或发作时有精神性格改变，出现攻击或破坏性行为时可暂时休学。

（3）患儿病情严重，影响生活和受教育能力，如合并有智力低，不能在普通学校接受教育，则应根据情况在特殊教育学校就读。患儿家长、学校领导及老师不能因为其癫痫发作几次就劝其中途退学或休学。对患儿来说上学本身就是一种治疗，可以帮助其在药物治疗的同时更好地康复。

三、癫痫患者不能从事的工作

虽然很多癫痫患者能够和普通人一样正常生活，有正常工作的权利，但是因为发作时间不确定，有些工作不适合他们做。癫痫患者不能选择的工作有高空作业、水上作业、水下作业、电工、攀岩、冶炼，更不能驾驶机动车和飞机，避免在高压电器和高速运转的机械、车床旁工作，不能选择癫痫发作时对他人有危害的工作，如医生、警察等。

中华人民共和国公安部令第123号规定：有癫痫病不得申请机动车驾驶证；机动车驾驶人患有癫痫病，车辆管理所应当注销其机动车驾驶证。

四、家属如何照顾患者

（一）早期诊断和治疗，控制癫痫的发作

在患者出现癫痫发作后，家属首先需要做的是找正规医院、专科医生及时诊治，不要听信偏方、虚假广告随意更换就诊医院。医生给予癫痫患者的最大帮助就是尽快作出正确诊断，给予精准治疗，尽早控制癫痫临床发作。对新诊断的癫痫患者，必须给予规范、合理的抗癫痫药物治疗。

（二）正确认识癫痫

（1）癫痫的治疗是一个漫长的过程，家属要用平常心对待。

（2）作为家属，不要因为患者的疾病对其过度保护、放任不管或过度限制，人为地把患者变得与众不同，也不要在患者面前表现出慌张和焦虑。

（3）家属除寻求专科医生的帮助外还可以积极主动地学习癫痫疾病相关知识，提醒患者按时、规律、遵医嘱服用抗癫痫药物，注意药物产生的副作用，不可擅自换药、减药或停药，避免漏服抗癫痫药物。

（4）避免发作诱因，如过度兴奋、悲伤、高兴、过饱、过饿、过冷、过热、睡眠紊乱、疲劳等。

（5）帮助患者记录癫痫日记。日常生活中细心、耐心观察患者的病情变化，给医生提供准确的信息，便于医生正确诊治。

（三）关注患者心理

1. 患者的心理状况

癫痫患者存在强烈的病耻感，因此癫痫共患抑郁、焦虑等心理精神方面的疾病的概率相较健康人明显增高。自我病耻感是因为罹患某种疾病而感到羞愧、尴尬、自卑或害怕被别人歧视。伴有抑郁的患者多表现出失去兴趣、负罪感、疲劳、焦虑、易怒、对挫折耐受性差和情绪不稳定等。

2. 帮助患者进行心理疏导

（1）给予患者必要的支持。正确地疏导、安慰及鼓励，及时识别，找专业心理医生治疗心理精神等方面的共患病。年幼患儿的家长应该树立良好的心态，积极引导患儿；年长患儿应定期复查或看儿童心理门诊，并根据需要每3个月或每半年安排1次患儿及家属的心理疏导。

（2）寻求社会支持。癫痫患者常常面临社会排斥和歧视。由于癫痫发作的不可预测性，给患者的人身安全带来很大的危害。患者所感受的外界支持越小，其出现焦虑情绪的可能越大。因此，若癫痫患者能够得到周围人的帮助和理解，获得更多的社会支持，可以减少自身的病耻感，有益于减少焦虑抑郁情绪。家属在长期的照护过程中，要尽可能地利用周边资源来获取支持，调动其他亲友及患者的朋友、同学的关心鼓励。

五、如何改善患者的生活质量

（1）正确面对癫痫。患者及家属要正确地对待癫痫，家属采取积极的应对状态，接受亲人患病的事实，相信在专业医生的正确诊治下，癫痫是可以得到控制。有一小部分患者由于个体因素或耐药的问题，癫痫发作得不到完全控制，他们应该学会与疾病共处，积极地调整心态。癫痫患者的生活和正常人的生活差别很小，不同点主要是需要每天服药，还有发作时的不适。家属对癫痫患者的过度保护和限制会导致其体育运动及社会活动减少，从而影响其自尊及个性的发展，因此，家属要适当放宽对患者的限制。

（2）正确地用药。在专科医生的指导下，患者要按时、规律、遵医嘱服用抗癫痫药物，建立正确的用药观念，强调遵医嘱正确使用抗癫痫药物的重要性，不能擅自减量、中断药物，以免出现突然停药而诱发癫痫的发作。对于癫痫患儿，家长要监督其用药，或亲自将口服药送入患儿口中，并关注患儿服药过程中的身体情况，避免呛咳。

（3）实现自我价值。癫痫患者完全可以和正常人一样上学、就业、结婚和生育。癫痫患者可以选择一些低风险的工作，如办公室工作；患儿要积极参加学校生活，和其他孩子一样遵守纪律、参加考试，不要有事事不如他人的自卑感，多和同学相处。

六、患者的居家护理注意事项

（一）患者自身注意事项

（1）规律作息。患者在日常生活中要保证充足的睡眠，禁止熬夜，不要有过于强烈的情绪波动，保持自身心态平衡。睡前避免剧烈运动，通过泡脚、头部按摩等促进血液循环，消除脑疲劳，促进睡眠。对于长期失眠的患者，建议进行正规的心理行为治疗或去神经内科就诊。

（2）规律饮食，避免过饥过饱、大量饮水而诱发癫痫；不要食用辛辣食物，禁止饮酒、浓咖啡等刺激性较强的食物，多食清淡易消化的食物；保证粗纤维食物摄入足够，以促进大便通畅，避免用力排便而诱发癫痫发作；尽可能不要憋尿，及时排尿，憋尿后会导致膀胱过度充盈，从而产生较强的电冲动和诱发神经元异常放电，进而会引起疾病复发。

（3）保持良好的生活习惯，避免长时间看电视，观看恐怖、刺激性等视频或者上网玩游戏，不使用手机，因为声、光、电磁波刺激均可诱发癫痫发作。对于病情控制较好的患者，每天看电视最好不要超过半小时。

（4）安全须知：避免单独用火、做饭或使用各种电器，并远离各种热源和电源，以免发作时被烧伤、烫伤或触电。洗澡前应告诉家人，避免单独一个人在家洗澡，也不要泡澡，以免发作时溺水。

（5）规律服药，坚持服药，不要擅自增减药量。定期前往医院留取血标本，对血药浓度、肝功能进行全面监测。

（6）适当活动，控制活动强度和活动时间，在增强体质的同时避免劳累。避免登山、游泳等剧烈活动等。可进行一些风险性较低的娱乐项目，如露营、绘画、慢跑、打乒乓球等。在病情控制不好期间，不宜单独在家或外出，最好有人陪伴。

（7）培养兴趣爱好，如音乐、读书、益智游戏、画画等，但尽量避免或减少强音乐的刺激。

（二）家属注意事项

家属也应禁烟酒，避免患者因吸入二手烟而引发癫痫。家属平时要养成说话轻声细语、持物轻拿轻放的习惯，避免给患者造成突然惊吓。

（三）环境注意事项

（1）居住环境：在日常生活中，保持室内安静、整洁，尽量减少强烈光线的刺激，避免室内温度变化大。

（2）家中的防护设施：家具的棱角要用软垫包起来；卫生间或洗澡间的门要能从外面打开，保证患者发作时能及时救助。癫痫患者应选择宽床，最好加床档，或选择较矮的床；床下最好放张软垫或者蓬松的地毯；床边不要放置电器、利器、暖水瓶等；床头柜上不要放置花瓶、台灯等有棱角或易碎的物品。如患者有义齿、眼镜等，睡前须取下，并尽量避免独自一人在一个房间就寝。

（3）患者上学期间的防护：上学期间，住宿的患者最好选择下铺，没有下铺的应将床的护栏加高，护栏上可覆盖棉被或者软枕保护，防止碰伤。

七、如何记录癫痫日记

癫痫自我管理可以有效地提高患者的治疗依从性，控制癫痫发作，减少癫痫对患者的负面影响，提高生活质量。养成记录癫痫日记的习惯非常重要，这样可以避免遗忘癫痫相关事件。患者通过记录癫痫日记，详细记录癫痫发作的情况、躯体及心理变化，尤其是生活中的正性事件，促发患者积极情绪和体验，增强其自我效能感。癫痫日记的内容包括：

1. 癫痫发作

发作的时间（年、月、日具体到几点钟），发作的照片或者视频，发作的诱发因素、先兆症状，发作的表现，包括发作的部位、躯体状态、肢体抽搐的姿势、眼睛睁闭、皮肤颜色、头是否扭转、是否口吐白沫、是否大小便失禁、发作后的意识状态、是否疲劳和困倦、发作的持续时间等。

2. 服药情况

记录每日是否坚持服药，用药的时间、名称、剂量和频次，是否有漏服药物等，有无药物副作用，如皮肤红疹、睡眠障碍、记忆力下降、体重增加、注意力不集中等症状。

3. 心情管理

记录患者每日的心情。用药期间任何不适都应在癫痫日记里记录下来，下次就诊时及时向医生反馈。

第三节　安全须知

一、癫痫发作应急处理

（一）全面了解癫痫发作的细节

家属在日常生活中一定要多观察患者的发作特征、发作时间、发作诱因以及每次癫痫发生后的持续时间，注意患者在发作时的抽搐情况，是全身抽搐还是局部抽搐，是否会伴随意识丧失、大小便失禁现象。家属只有掌握这些发作细节，才有助于向救治人员提供准确的信息，进而确保患者在短时间内得到针对性的治疗，有效缓解患者的病症。

（二）癫痫突然发作时家属怎么办

1. 避免意外受伤

当患者有发作先兆或癫痫发作时，要扶患者平卧，保证周围环境的安全，并且移开患者周边的危险物品，防止误伤。

2. 保持呼吸道通畅

确保患者能够通畅呼吸，及时解开患者的领口部位，腹部与颈部不受衣物束缚，保持头部偏向一侧或者取侧卧位，有利于口腔分泌物能够顺利流出。患者如果带有义齿，要立刻将其取出，及时清除患者的口腔分泌物、食物以及鼻中分泌物，防止误吸分泌物引起窒息，一旦有窒息出现，要立即吸出分泌物。

3. 吸氧

家中有条件的，适当给予患者低流量吸氧。癫痫发作后，家属要继续守在患者身边，直至其完全清醒，以防自动症等造成各种意外伤害。

4. 发作记录

家属要仔细观察并记录患者发作的全过程，如拍视频或照片，为医生诊断和治疗提供依据。

5. 癫痫发作期间的注意事项

（1）牙关紧闭者，不要勉强用暴力放置压舌板或其他代替物。

（2）癫痫发作期间勿强行往患者嘴里喂药、喂水，以防止患者出现窒息或吸入性肺炎。

（3）在患者身体抽搐时，切记不能强制性用力按压患者的肢体，以免造成脱臼、骨折等情况，对患者造成二次伤害，只须适度扶住患者的肢体，防止自伤及碰伤即可。

（4）患者癫痫发作时切记不要掐人中，因为癫痫发作是大脑神经异常放电引起的，掐人中会刺激神经放电，从而加重抽搐发作。

二、癫痫患者需要入院急救的情况

（一）癫痫持续状态

发作超过 5 分钟不能自行缓解，易演变成癫痫持续状态。短时间内反复发作，且发作间期意识未恢复，或出现成簇发作。持续惊厥本身可产生不可逆的脑损伤，如治疗护理不及时或措施不当可导致死亡或严重的后遗症，须尽快控制癫痫持续状态，正确处理并发症，这是降低患者致残、致死率的重要方法。

（二）呼吸道梗阻

在癫痫持续状态时发生咽喉肌痉挛，舌根向后移位，颈肌及呼吸肌强直或痉挛，或者唾液分泌增多，胃内容物上逆等使正常呼吸运动受限及呼吸道堵塞引起窒息，死亡率极高。如患者出现口唇发绀、呼吸暂停时，现场应立即将患者的头偏向一侧，若带有义齿，要立即取出，清理呼吸道内分泌物，给予人工呼吸，并及时拨打 120，入院急救。

（三）各种意外伤害

癫痫发作具有突发性，患者在发作时难免会伤到自己，产生多处外伤。

（1）骨折：如若有四肢有骨折疼痛，则用长木板或者树枝固定制动，以防患者无意识活动造成不必要的神经损伤和肢体损伤，搬动时要轻而稳。

（2）活动性出血：如有活动性出血的伤口，应先加压包扎伤口止血，需要及时入院进行清创缝合。

（3）硬膜下血肿：急性硬膜下血肿是颅脑损伤中常见的一种继发性损害，发生率为 10% ~ 30%，常伴有脑挫裂伤，患者病情往往较重，具有较高的致残率及死亡率，死亡率为30%～60%。外伤是急性硬膜下血肿最常见的原因。而老年患者常由于跌倒引起。患者表现特征为常有中间清醒期，并可诉头痛、恶心、呕吐等症状，之后患者病情逐渐加重，可出现躁动、偏瘫、失语等表现。

（4）严重头部创伤：其是指因外界暴力作用于头部而造成的头皮、颅骨、脑损伤。有耳、鼻脑脊液、血液外漏者应取患侧卧位，用无菌棉签轻轻擦去流出外耳道或鼻腔的脑脊液、血液，禁止用棉签填塞外耳道及鼻腔，防止脑脊液和血液引流不畅，引起颅内感染。如有脑膨出，要用无菌碗、碟覆盖或纱布圈保护包扎，以防止膨出物的破裂及被污染。

（5）心搏骤停：心搏骤停是指各种原因所导致的心肌细胞机械收缩及舒张运动突然停止，继而心脏射血功能骤然终止，从而使人体重要的组织器官（如心脏、脑、肾脏等）发生急剧而严重的缺血、缺氧、功能丧失。其表现为患者突然意识丧失，大动脉搏动消失，心音消失，伴或者不伴有自主呼吸的停止。心脏骤停一旦发生，立即给予徒手心肺复苏，如果不能够在短时间内立即采取有效、及时的抢救措施，患者会有生命危险。根据《2015年美国心脏协会心肺复苏及心血管急救指南》中对徒手心肺复苏的要求：成人胸外按压的频率为100～120次/分，按压深度限定于5～6厘米；儿童和婴儿的胸外按压频率限定于100～120次/分，按压深度婴儿4厘米左右，儿童5厘米左右，但不超过6厘米，通气比率为30∶2，并且要保证每次按压后胸廓最大限度回弹，尽可能避免不必要的中断胸外按压。

（6）高空坠落伤：对于从高处坠落的患者，不要轻易搬动患者，等待医护人员到场后检查有无颈椎损伤。

（7）各种大面积烧伤：儿童Ⅱ度的烧伤面积超过10%，成人中Ⅱ度烧伤面积在15%以上或者Ⅲ度的烧伤面积在5%以上为大面积烧伤。Ⅱ度烧伤为皮肤表面水疱，Ⅲ度烧伤为皮肤坏死、脱水后可形成焦痂，创面无水疱，蜡白或焦黄，触之如皮革，甚至已炭化，感觉消失，皮温低，包括烫伤、触电。须及时将患者移到安全环境，等待医护人员的救援。

（8）溺水：对溺水患者进行快速的救治对于挽救患者的生命至关重要。缺氧性脑损害是影响溺水患者预后的最重要因素，溺水时间是造成患者严重神经功能缺损或死亡的主要原因。溺水0～5分钟，严重神经功能缺损或死亡风险为 10%；溺水 6～10 分钟，风险为 56%；溺水 11～25 分钟，风险为 88%；溺水 >25 分钟，风险接近 100%。尽早帮助溺水者脱离水体，进行基础生命支持与高级生命支持，以及后期目标导向的脑复苏策略，是改善缺氧性脑损害的关键。发生溺水的处理方式如下：

a. 溺水较重者，需要立刻呼叫急救医疗体系，进行水上施救与基础生命支持。水上施救时，维持患者垂直体位，有助于预防呕吐与肺部吸入。如果溺水者意识存在，迅速将其转移至地面。

b. 对意识丧失者，建议专业施救人员在水上及时口对口、口对鼻进行人工呼吸。将溺水者转移上岸后，置于仰卧位，迅速进行心搏骤停的规范判断。对于意识丧失、呼吸存在的患者，转变为恢复体位（侧卧位）观察。

c. 对于呼吸窘迫或消失、心跳存在的患者，要保持其呼吸畅通，开放其气道，清除其口鼻中的排泄物，解下其衣领和裤带；如果患者带有假牙，也应该及时取下，开始进行人工呼吸。

d. 对于呼吸心跳停止的患者，由受训的非专业人员进行标准的 30 ：2 胸外按压与人工呼吸流程，专业工作者如医护人员与救生员先予 5 次人工呼吸，再予以 30 ：2 胸外按压与人工呼吸流程。

e. 复苏过程中，常见胃内容物反流，需将溺水者转向施救人员侧面，清除口腔中的分泌物。由于腹部挤压法或倒立法会延迟通气时机，增加胃内容物反流入肺的风险，不建议常规用于清除气道内液体。腹部挤压法仅在固态物质阻塞气道时使用。

f. 对溺水患者进行保温。由于溺水患者长时间地淹溺在水中，衣服等保暖物已经湿透，无法再起到保暖的作用，需要家属及救护人员及时脱掉患者的湿衣服并擦干身体，用棉被等物保暖。

三、如何预防癫痫患者受伤

癫痫发作的不确定性及严重性是跌倒、坠床的高危因素。跌倒、坠床是住院患者常见的意外伤害之一，易导致患者疼痛、损伤，严重的可引起骨折、颅内出血甚至危及生命。与女孩相比，男孩更容易发生跌倒、坠床事件。男孩相对女孩好动，跌倒的发生可能与儿童生长发育有关。

（一）跌倒的诱因

（1）患者因素：年龄，性别，病情，认知，有无跌倒史，患者的着装，服用降压药物、扩血管药物、镇静药物，视力障碍，肢体活动障碍，活动能力，步态，睡眠障碍，头晕，体位性低血压，虚弱，意识障碍，频繁如厕等；老花眼、白内障、青光眼及听力下降会导致视物障碍及面对突发状况失去平衡。

（2）外部因素：环境空间、地面、灯光等。

（二）医院内高发时间/地点

患者输液结束后，起床时，如厕时，下床活动时，服用降压利尿药、镇静安眠药后等。尤其是80岁以上的患者、使用器械辅助的患者更容易再次发生跌倒。通常前半夜发生率大于白天和后半夜。

（三）预防措施

（1）环境改造。保持地面无积水、平整；卫生间和走廊增加扶栏，必要时增加床档保护。

（2）用药观察。抗癫痫药物本身亦会增加跌倒风险，引起跌倒的原因主要是该类药物的副作用所致，包括思维混乱、视物模糊、笨拙或步态不稳、眩晕、嗜睡、协调障碍、困倦、共济失调和震颤等不良反应。另外，抗癫痫治疗通常需要患者长期服用药物，在长期服用抗癫痫药物人群中，50%以上的患者由于骨质丢失而导致易跌倒和骨折危险性增加。与跌倒发生显著相关的药物有抗精神病药物、抗抑郁药物、抗癫痫药物、苯二氮䓬类药物、髓袢利尿剂、强心苷类（洋地黄、地高辛）以及阿片类药物。此外，多重用药亦与跌倒发生显著相关，在用药期间须加强监护。

（3）提高自我防范意识。住院期间，家属和患者要熟悉病房安全设施的使用，夜间开启地灯。患者使用轮椅时上好保护带。卧床时拉起床栏。使用抗精神病药或镇静安眠药后，患者意识未清前不要下床活动。老年患者采用渐进式的下床方法：平躺，缓慢摇高床头角度，15°～60°慢慢上升，患者无头晕、眩晕表示适应此高度，床头摇高至90°且患者无头晕、眩晕可移至床缘，下垂双腿并摆动3～5分钟以促进下肢血液循环，无不适反应后再缓慢下床，慢慢在床缘站起，双脚原地踏步数次。注意，下床过程中请家属陪伴在侧。睡前嘱患者排空膀胱，减少夜间如厕次数。习惯性夜尿或有尿失禁的患者使用床旁便器或者使用假性尿袋。

（4）自救。患者如有癫痫发作先兆，立即平卧，使用呼叫器通知医务人员。院内发生跌倒时，及时通知医护人员，家属勿搬运患者。在院外，避免去危险的地方，如水边、爬山等。患者身上自备癫痫卡片，上面注明姓名、年龄、家属联系电话、使用何种抗癫痫药物、剂量、用法，方便施救者进行准确的评估。

第四章

特殊癫痫患者的管理

第一节　女性癫痫患者的管理

一、什么是月经癫痫

月经癫痫指以月经周期中某个时期癫痫发作频率增加为特征，一般在月经来潮前 5~7 天、月经来潮当天或月经结束后发作频率增加。有 50% 的女性患者表示，在月经期发作频率增加。常规治疗方法是在每月癫痫发作加重前的 2~3 天临时增加每日药物剂量，直至癫痫发作缓解后 2 天开始减量至平常剂量。此外，黄体酮也被作为月经性癫痫的添加治疗，在每次月经周期后半阶段可添加黄体酮，遵医嘱处理，不能自行改变药物剂量。

二、女性癫痫患者的内分泌变化

癫痫本身和抗癫痫药会对育龄女性内分泌产生影响，改变下丘脑—垂体—性腺轴的激素分泌，尤其在服用苯巴比妥、苯妥英钠、丙戊酸钠、卡马西平等抗癫痫药物时，雌激素、孕激素失调可能更为明显，患者可出现月经周期紊乱、闭经、不育、性功能障碍、多囊卵巢综合征等情况。雌激素、孕激素改变也与癫痫发作密切相关，雌激素可诱发癫痫发作，孕激素有抗癫痫作用。此外，癫痫发作本身也可能影响性激素水平，导致性功能或生育功能障碍。有 30%~60% 的女性患者表示有性功能障碍。患者需关注身体的内分泌状况，咨询医生是否调整用药。

除了女性患者之外，癫痫发作对男性生殖亦具有一定的影响。癫痫反复发作在一定程度上会引起男性生殖相关的内分泌紊乱，可能会出现性欲低下，勃起功能障碍及睾丸萎缩等，还可能影响精子的正常发育，例如造成精子畸形，影响精子的活力和功能质量等。癫痫发作对男性性功能及生育的影响因人而异，影响程度是不同的。内分泌激素紊乱不仅引起生殖功能障碍，而且可能会加剧癫痫发作。

三、女性癫痫患者的孕前管理

（一）癫痫会遗传吗

以前人们认为癫痫患者有生育功能障碍，会遗传给下一代。癫痫是否由遗传因素引起，以何种方式遗传，其子女被遗传的危险性有多大，对此目前没有确定的结论，也很难预估。有关癫痫遗传的研究资料表明，原发性癫痫患者子女的癫痫发病率比普通人群高 4～10 倍，但非原发性癫痫患者的子女只有 5% 发生癫痫。癫痫有很多不同的类型，大部分癫痫是后天获得性的，只有很小一部分癫痫有遗传倾向。某些癫痫患者后代发生癫痫的概率很大，如有癫痫的家族史，母亲一方患癫痫后代发生癫痫的危险性比父亲一方患癫痫者高 2 倍；父母双方都患癫痫，其子女的癫痫患病率明显升高；以及儿童期起病的癫痫患者等。

（二）癫痫患者能否正常怀孕

癫痫本身不会造成不孕，临床研究基本认为癫痫不是造成不孕不育的因素。即使癫痫患者婚后不能生育，也不是癫痫本身造成的，应该从其他方面找原因。随着现代医疗发展以及各种新型药物的研制，合理地选择和服用抗癫痫药，大部分癫痫女性是可以过性生活并成功怀孕的，只有少数怀疑存在遗传缺陷的患者，在做遗传学检查后确认基因有问题，则不宜生育。癫痫对性功能及生育能力的影响并不大，考虑可能有遗传风险的女性，可以进行遗传咨询和相关基因筛查，但从优生学的角度，为了降低癫痫遗传的概率，癫痫患者最好避免与癫痫患者、有高热惊厥史者或有癫痫家族史者生育。癫痫患者应在病情稳定，基本控制发作后生育。

（三）女性患者如何有效避孕

目前常用的抗癫痫药与避孕药有拮抗作用，使避孕药在体内的代谢加快了很多，最终导致避孕药药效被破坏，造成避孕失败出现意外怀孕；另外也可能使抗癫痫药的药效降低而致癫痫发作，如服用酶诱导型药物（如苯妥英钠、苯巴比妥、卡马西平、奥卡西平、托吡酯）会降低避孕药的效果，应尽量避免合用此类药物，如果要使用，普遍推荐服用大剂量避孕药（雌二醇复合物的剂量至少 50 μg/d）或采用避孕套、子宫内避孕药、宫内节育器等避孕方式达到最佳避孕效果。此外，现在的口服避孕药基本上是激素类，激素类避孕药含较多的雌激素，而雌激素会加重癫痫的发作，患者需要根据避孕药和抗癫痫药类型的不同咨询医生，采取最佳避孕方式。

（四）怀孕前应该做什么

1. 孕前咨询

育龄女性癫痫患者应当咨询专科医生和产科医生，了解与癫痫相关的妊娠并发症和抗癫痫药可能带来的致畸风险，根据个体情况决定是否妊娠。大多数女性癫痫患者是可以健康怀孕的，但并发症发生率比非癫痫患者高。在妊娠前，至少保证半年无发作，对癫痫控制有效且可能减停药物的女性患者，建议在停服抗癫痫药半年后考虑备孕。如果不能停药，目前还没有任何一种药物对胎儿绝对安全，备孕前需要咨询医生，根据发作类型和药物副作用调整用药方案，减少剂量或药物数量控制发作后再怀孕，一般调整为使用副作用较小的抗癫痫药物和单药治疗。有的患者担心服用药物对胎儿不好，盲目减药、停药，反而导致频繁地大发作，会对胎儿造成更大的伤害。

2. 遗传咨询

如果孕妇或者配偶患有癫痫，尤其是有特发性癫痫及癫痫相关遗传病家族史的患者，应当进行遗传咨询；有生育计划的患者必须在医生的指导下计划妊娠。

3. 叶酸补充

已经怀孕或正在备孕的女性需要增加叶酸服用剂量，从怀孕前 3 个月开始到妊娠早期服用，每天 5 mg 或根据医嘱服用，可在一定程度降低先天畸形的风险。

四、女性癫痫患者的孕期管理

(一) 怀孕期间的注意事项

绝大多数患者妊娠期间需要继续服药，以避免癫痫发作给妊娠和胎儿带来不良影响。孕期癫痫患者需要定期进行产科检查和咨询癫痫专科医生，根据临床发作情况及时调整抗癫痫药的剂量。如果妊娠期癫痫控制不住，应充分考虑妊娠期剧烈呕吐、妊娠期服药依从性差等相关因素，决不能自行停药，突然停药会诱发发作，危及胎儿的安全。此外，患者在怀孕期间一定要注意补充身体需要的营养，保持良好的情绪，注意休息；尽量避开各种诱发抽搐的因素，如声音、光线刺激、引起情绪激动的事件以及烟、酒等，避免因此而造成癫痫发作及随之而来的跌摔伤。一旦出现了癫痫发作，患者应及时送医就诊，避免危及自身及胎儿的安全。

(二) 抗癫痫药会导致胎儿畸形吗

抗癫痫药只有透过胎盘才能影响胎儿的健康，几乎所有的抗癫痫药都能通过胎盘进入胎儿体内，因此尽量不用可能导致胎儿畸形的药物，不推荐继续服用丙戊酸钠、苯妥英钠、苯巴比妥等高风险致畸药物。丙戊酸钠与神经管畸形、面裂及尿道下裂有关；苯巴比妥和苯妥英钠与心脏畸形相关；苯妥英钠和卡马西平则与唇腭裂相关。妊娠早期服用抗癫痫药对胎儿影响最大。目前尚无足够的证据评估新型抗癫痫药，如加巴喷丁、左乙拉西坦、噻加宾、氨己烯酸的致畸性。服用药物种类越多、剂量越大，致畸风险越高。目前致畸作用比较明确的新型药是托吡酯。其在早期单药治疗中可引起肢端骨骼异常、先天性心脏病、唇腭裂等畸形。因此，患者需要咨询医生用药方案，医生将根据患者的癫痫发作类型，尽量选择单一药物、低剂量治疗，避免多药联合治疗。目前绝大多数专家推荐将奥卡西平作为育龄期和具有备孕意向女性的一线用药。患者必须规律长期服药，不能自行停药。尽管有上述种种危险，患者也不必过度担心。研究表明，90%的患者其妊娠过程是正常的，新生儿也是正常的，即便是正常妇女的新生儿也有1%～3%患有畸形或先天性疾病。

(三) 孕期需要做哪些检查

除了常规孕检，如超声及各种筛查、血液检查，还需要定期咨询癫痫专科医生，评估临床表现和脑电图等检查，规律检查血药浓度。因为怀孕期间孕妇代谢旺盛，排泄加速，可致药物浓度相对降低，可能有加重癫痫发作的倾向，建议产前每2个月进行一次血药浓度检测，根据血药浓度结果调整用药剂量，可能需要增加药物剂量。妊娠16～22周应对胎儿进行详细的超声检查，及时发现可能存在的心脏、颅骨、神经管等畸形，一旦发现畸形立即终止妊娠。服用抗癫痫药的妊娠期患者应于妊娠28周后定期进行胎儿生长评估，以防胎儿生长受限。

（四）孕妇癫痫发作对胎儿的影响

就目前现有的医疗证据表明，局灶性癫痫、失神发作以及肌阵挛性等小发作不会影响怀孕期间的胎儿发育，但强直—阵挛发作可能导致胎儿心动过缓、缺氧甚至流产。孕早期的癫痫发作类型及强直性—阵挛性僵直与先天畸形的发生并无显著关系。此外，部分患者孕期发作频率会增加，约2/3的患者在妊娠期癫痫症状会加重。孕期癫痫发作可增加妊娠并发症发生，如阴道出血、流产、早产、围产期胎儿合并症及妊娠高血压综合征，抗癫痫药也可能会增加流产、畸形、胎儿宫内生长受限、分娩出血等。因此患者需要严格按照医嘱服用抗癫痫药，尽量减少发作。

五、女性癫痫患者的产后管理

（一）最佳分娩方式和分娩期用药

绝大多数癫痫产妇都能经阴道顺产，但是疼痛、压力、睡眠不足、过度换气等因素都会增加分娩期癫痫发作的危险。建议应当在配备有孕妇及新生儿复苏条件以及紧急处理癫痫发作的相应专业人士、设备的产科监护室内进行；分娩过程尽量避免各种诱发癫痫发作的因素；分娩过程中及分娩后应该按时、按量服用抗癫痫药，如果不能及时口服药物，应该通过注射给予患者足量药物；在分娩过程中，一旦出现癫痫发作，应该尽快采取措施终止发作，一旦出现强直—阵挛发作或部分性发作的时间较长，应考虑通过剖宫产提前结束妊娠，必要时按照癫痫持续状态治疗方式处理，并做好新生儿抢救准备。此外，患者服用一些药物（如卡马西平、奥卡西平、苯妥英钠、托吡酯）可以通过胎盘促进胎儿体内维生素K代谢，增加新生儿出血性疾病风险，因此患者在孕后期一个月可以每天服用维生素K 10～20 mg；新生儿出生后，立即肌注维生素 K 1 mg。

（二）产后药物的调整

患者产后仍然需要继续服用抗癫痫药物。部分患者在孕期服药剂量有所增加，因此产后 10 天内应再次评估血药浓度，及时调整分娩后的药物剂量。一般产后在数周内逐渐减量至妊娠前水平，尤其是妊娠中加量较大的患者，产后血药浓度会急剧上升，如果不及时调整抗癫痫药剂量可致药物中毒。新生儿出生后，观察是否出现与抗癫痫药有关的副作用，如嗜睡、易激惹、皮疹。

（三）癫痫患者的母乳喂养

绝大多数抗癫痫药物可以通过乳汁分泌，但是乳汁中抗癫痫药的浓度相对比较低。目前证据表明，绝大多数抗癫痫药透过乳汁不会影响后代智力和生长发育，因此普遍认为母乳喂养利大于弊，提倡母乳喂养。但若服用可在体内蓄积的药物则不建议哺乳，如左乙拉西坦在乳汁中浓度较高，但风险还不确定。尽量选择母乳通过率较低的药物和可控制癫痫发作的最小剂量，具体情况咨询医生，根据病情和用药类型考虑是否可以母乳，在医生指导下母乳喂养。喂养过程中注意婴儿的不良反应，如有易激惹、体重减轻或镇静、肌张力降低、吸吮无力、进食困难、呕吐等现象，则立即停止喂养，必要时可以检测新生儿的血药浓度。母乳喂养对于曾宫内暴露拉莫三嗪、丙戊酸钠、苯妥英钠或者卡马西平等单一药物治疗的新生儿来说，并不会影响 3 岁以内儿童的认知能力。

（四）癫痫患者产后护理

产后由于体内激素水平变化，产妇情绪会波动比较大，家人也可能因为新生儿而忽略产妇，家人应该给予患者足够的陪伴和心理支持，鼓励她们保持乐观的情绪，帮助其消除担心、害怕癫痫发作的心理，观察产妇是否有产后抑郁的倾向。保证产妇有充足的睡眠，不要过度劳累或受凉，可以用吸奶器将母乳储存以增加产妇的休息时间。家属还要督促产妇按时服药。为了防止产妇癫痫发作时婴儿受伤，注意给婴儿换尿布等时在低处进行，以免婴儿坠落受伤；给婴儿洗澡时使用较浅的婴儿浴盆，需要有人陪伴，以免婴儿溺水等。如果产妇有发作先兆则需注意婴儿的安全，不要在无人陪伴的情况下给婴儿洗澡。遇到癫痫发作，家人切勿惊慌，先将婴儿抱开，并保护母亲的安全。

六、更年期女性患者的注意事项

正常女性的更年期多在 50 岁左右。研究显示，少数女性癫痫患者更年期会提前出现，甚至会提前 10 年，且主要出现在犯病频繁或有经期癫痫的患者中，具体机制还不清楚。根据目前的研究，绝经到底对癫痫发作有无影响还没有定论。绝经前，卵巢可以产生雌激素和孕激素，前者能促进癫痫发作，而后者可以抑制其发作。绝经后，两种激素水平都有下降，因而共同作用的结果就很难预测。通常更年期后的女性患者与年轻女性患者的癫痫发作频率及严重程度相近，但也存在着个体差异。绝经期患者要注意卫生，多参加体育运动和锻炼，适当补充维生素 B、维生素 E。老龄、绝经和部分抗癫痫药还会引起骨质疏松，需注意补充钙和维生素 D。对更年期女性推荐使用无肝酶诱导作用的药物，常规检测骨密度。

第二节　儿童癫痫患者的管理

一、儿童癫痫与其他发作性疾病的区别和护理

（一）儿童癫痫概述

儿童癫痫是儿童（0～18 岁）时期常见的一种病因复杂、反复发作、阵发性、暂时性脑功能紊乱所致神经系统综合征。儿童癫痫病因多样，临床表现各异，应尽可能做到病因诊断，选择恰当、适宜的治疗。特别是 6 岁以下的儿童，其处于脑发育的关键时期，建议积极控制癫痫发作，以利于其生长发育。因此，儿童癫痫患者的健康管理尤为重要。

关于儿童癫痫的流行病学，国外相关研究报道，癫痫发病率在 1 岁以内为 118/10 万，1～5 岁为 48/10 万，5～10 岁为 43/10 万，10～15 岁为 21/10 万。人群中活动性癫痫的患病率为 0.5%～0.7%，其中半数以上是在 12 岁之

前起病。0～14 岁儿童的流行病学调查显示，儿童癫痫（不含热性惊厥）的发病率为每年 151/10 万，患病率为 3.45‰。

（二）儿童癫痫与其他发作性疾病的区别和护理

1. 热性惊厥与儿童癫痫应如何鉴别

（1）热性惊厥又称高热惊厥（febrile convulsion，FC），是儿童时期最常见的惊厥性疾病，初次发作在 3 个月至 5 岁，男孩稍多十女孩，一般到 6 岁后由于大脑发育完善而缓解。热性惊厥在疾病初期体温骤然升高，发热可与抽搐同时发生，也可发生在抽搐之前或之后，多数患儿体温在 38℃ 以上突然出现惊厥。70% 以上热性惊厥发生与上呼吸道感染有关，其他伴发出疹性疾病、中耳炎、下呼吸道感染等疾病，且排除颅内感染和其他导致惊厥的器质性和代谢性疾病。

（2）临床分型：简单 FC 与复杂 FC。简单 FC：惊厥持续时间在 15 分钟以内，惊厥发作类型为全面性，24 小时惊厥发生的次数 1 次；复杂 FC：惊厥持续时间在 15 分钟以上，惊厥发作类型为部分性，24 小时惊厥发生的次数 ≥ 2 次。

（3）热性惊厥的处理：大多数的 FC 呈短时程、单次发作，可以不予止惊治疗；若惊厥发作持续时间 >5 分钟，则需要尽快使用药物止惊，因为惊厥持续时间过长，易引起缺氧性脑损伤。地西泮、苯巴比妥、咪达唑仑肌内注射具有很好的止惊效果，是目前认为较好的选择。退热药可以减少患儿的不适和家长的焦虑，但不会降低 FC 复发的风险。因此家长不必过分积极地使用退热药物。如果患儿为复杂性热性惊厥、频繁热性惊厥（每年在 5 次以上）或热性惊厥呈持续状态，可长期口服抗癫痫药物控制发作，达到预防热性惊厥的目的，可选择卡马西平、左乙拉西坦等药物，一般疗程持续到 6 岁。

2. 低钙抽搐与儿童癫痫应如何鉴别

（1）低钙抽搐的原因：因血液中的钙水平下降，抑制作用减弱，肌肉兴奋性会立即增高，从而发生不由自主的收缩，即抽筋。尤其是新生儿易患，称为佝偻病性低钙惊厥，又称为维生素 D 缺乏性手足搐搦症。正常儿童血清总钙浓度稳定在 2.25 ～ 2.75 mmol/L（9 ～ 11 mg/dL）。当血清总钙低于 1.75 mmol/L（8 mg/dL）时可出现低钙体征。

（2）低钙抽搐的临床特点：临床中低钙抽搐的小儿，多有夜里哭闹、鸡胸、方颅、串珠肋等表现。其多于冬春季发病。轻度的仅表现为惊跳或面部肌肉的抽搐。较重的患儿可有手足抽搐，表现为手腕屈曲，手指强直，拇指内收贴近掌心；足踝关节伸直，足趾下屈，走路呈弓状。患儿发作时意识清楚，每日可发作数次至数十次，抽搐停止后活动如常。严重时可有喉痉挛、呼吸困难，甚至窒息死亡。低钙血症引起的抽搐对脑功能的损害是暂时的、可逆的。虽然低钙血症抽搐的脑电图表现无特异性，但因无棘波、尖波、棘慢波、尖慢波等发作波，与癫痫的脑电图还是有很大的差异性。因此，低钙抽搐与癫痫可以主要从三个方面进行区分：患儿血钙低于正常，脑电图正常，无神经系统病理征。

（3）低钙抽搐的治疗：用 10% 葡萄糖酸钙按 1.0～2.0 mL/kg 以 5%～10% 葡萄糖液稀释一倍，缓慢静注（1 mL/min），必要时可间隔 6～8 小时再给药一次。患儿惊厥控制后改口服乳酸钙或葡萄糖酸钙 1 g/d。但若早产儿血钙 <1.5 mmol/L（6 mg/dL），足月儿血钙 <1.8 mmol/L（7.0 mg/dL），虽无症状亦需静脉补钙。

3．儿童高热惊厥、低钙抽搐发作时的急救

（1）防止受伤。首先就地抢救，将患儿平卧，松开患儿的衣领，将头偏向一侧，及时清除口鼻分泌物，保持呼吸道通畅，以免误吸分泌物或呕吐物而造成窒息或吸入性肺炎。在患儿的关节部位垫上衣物，防止患者擦伤；搬离患儿周围的椅子等物品，防止磕碰伤；不要强压患儿的身体，以免患儿发生骨折和脱臼。喉痉挛是低钙抽搐最严重的并发症，须立即送往医院救治。

（2）控制惊厥发作。若惊厥发作持续时间 >5 分钟，则需要尽快使用药物止惊，因为惊厥持续时间过长，易引起缺氧性脑损伤。如发生癫痫持续状态，应立即送入医院并启动相应抢救措施。

（3）病因治疗。积极查找病因，制定相应的治疗方案，以防止惊厥的反复发作。

4．儿童癫痫的护理

（1）婴幼儿癫痫日常护理：患儿的病室应安静，光线要暗，保证患儿休息。最好住单人房间，床铺应柔软平整，必要时加床护栏，防止患儿坠床，有专人看护。另外，注意患儿保暖，但衣服不宜过多、过紧，以免因肢体抽动引起的擦伤，加强皮肤及口腔护理。

（2）学龄期儿童日常护理：凡是学龄期儿童，若癫痫发作不频繁、智力正常，均可入校学习。入学后家长应把孩子的病情如实告之老师，取得老师的理解和帮助，并同时告知老师相关急救治的方法，教育同学们不要歧视、疏远患儿，为患儿提供一个温暖、友好的生活、学习环境。家长在孩子考试成绩差、学习不好时不要训斥、责骂，要耐心诱导启发，稍有进步就要表扬。不要因癫痫发作几次就让孩子中途退学或辍学，把孩子关在家里不让其和外界接触，这样对癫痫治疗不利，而且不利于孩子的身心健康。

家长应该将患儿像健康儿童一样对待与教养，不应对其过分宠溺。对于患儿来说，过分关照和不恰当的忽视同样不正确，一定要多关注患儿的心理健康。培养其良好的行为习惯、健全的人格十分重要。在患儿病情稳定的情况下，应按照儿童成长的规律严格要求，让其融入集体中。良好的生活习惯及正确的价值观对患儿的疾病恢复非常有益。

5. 儿童癫痫的鉴别诊断

儿童时期有一些疾病容易与癫痫混淆，以下列出儿童期不同年龄阶段常见的鉴别诊断（表4-1）。

表4-1　儿童期不同年龄阶段常见的鉴别诊断

年龄段	鉴别诊断
新生儿和婴儿期（0~1岁）	呼吸异常（窒息发作/屏气发作）、运动异常（抖动或震颤/良性肌阵挛/惊跳反应/点头痉挛/异常眼球活动）、代谢性疾病（低血糖/低血钙/低血镁/维生素 B_6 缺乏）
学龄前期（3~6岁）	睡眠障碍（夜惊症/睡行症/梦魇）、习惯性阴部摩擦、惊跳反应、腹痛、注意力缺陷、晕厥
学龄期（6~12岁）	晕厥、偏头痛及头痛、抽动症、发作性运动障碍、精神心理行为异常（焦虑/恐惧/暴怒）、睡眠障碍

二、长期服药和癫痫发作对患儿智力和生长发育的影响

（一）长期服用抗癫痫药物是否会影响患儿的智力

抗癫痫药所致的智力发育损害一般为可逆性，主要体现在记忆、注意力以及精神运动能力方面。ASMs 损害认知功能的原因：一是药物对认知功能的

直接损害作用；二是 ASMs 对认知功能的间接损害作用。另外，ASMs 的不恰当使用，如联合给药不当、高剂量给药及血药浓度过高等，都将增加认知功能损害的危险性。传统 ASMs（如苯巴比妥和苯妥英）与癫痫患儿的学习、注意和记忆障碍有关，苯巴比妥和苯二氮䓬对认知损伤的概率较高，长期服用苯巴比妥的癫痫患儿在停药后，其智商、注意力和反应速度多能转为正常；其他传统 ASMs 对认知影响较轻且相互间无太大差异。新一代 ASMs 如左乙拉西坦、拉莫三嗪、奥卡西平、加巴喷丁及氨己烯酸等，对认知功能的影响较传统 ASMs 小，但新一代 ASMs 中的托吡酯与唑尼沙胺却例外，两者可较多引起注意力、语言和记忆功能减退，通过减量或停药可使其减轻或消失，也可能在继续用药 2~3 个月后逐渐适应而使其对认知影响不再明显。

（二）长期服用抗癫痫药物是否会影响患儿生长发育

长期服用 ASMs 可能对患儿的生长发育造成一定的影响。在 ASMs 中，非氨酯、托吡酯、唑尼沙胺可引起体重的减轻；加巴喷丁、普瑞巴林、丙戊酸钠及卡马西平可引起体重的增加；而左乙拉西坦、拉莫三嗪、苯妥英钠则对患儿的体重无明显的影响。骨骼的发育异常在学龄期和青春期较为常见，主要是骨龄异常和骨代谢增加，患儿长期服用 ASMs 通常会加重骨骼异常的风险，导致创伤性骨折的发生率增加。ASMs 影响骨代谢的机制主要与活性维生素 D 水平的降低、钙吸收减少以及甲状旁腺素升高有关。部分 ASMs 的使用对生殖内分泌功能有改变。目前认为，新型抗癫痫药物均较传统抗癫痫药物的副作用少，合理使用，一般不会对患儿的生长发育造成明显影响。

（三）癫痫长期发作是否会影响患儿的智力

癫痫和患儿智力之间的关系不能一概而论，有的患儿智力完全正常。其影响主要取决于病因及起病年龄。如脑发育不良、染色体异常、先天代谢异常所致的癫痫、颅脑损失等常有智力低下。对于长期发作、发作越频繁、发病年龄越小、发作时伴有发绀者、发作时间较长者，对智力的影响较大。因为惊厥持续时间过长，易引起缺氧性脑损伤。癫痫长期发作会影响患儿的认知功能，主要包括注意力、理解力、概念形成、阅读、语言、思维、学习、记忆及解决问题能力等多方面。

（四）癫痫长期发作是否会影响患儿生长发育

首先，癫痫发作可以影响到儿童期重要的激素——生长激素的分泌；其次，反复的癫痫发作还可影响到肾上腺皮质激素、性激素、甲状腺激素的释放，干扰骨代谢，促进骨质疏松的形成。惊厥性脑损伤和年龄有密切关系，正在发育的脑组织最易受到癫痫发作时神经元异常放电及氧、葡萄糖代谢异常的损害。另外，癫痫长期发作会增加患儿的心理负担及危险，患儿常常感到自卑、恐惧等，严重者可出现交往不良、抑郁、多动、攻击性、强迫性、社交退缩、违纪等行为问题。

三、儿童癫痫患者可以进行疫苗接种吗

接种疫苗有助于预防发生感染性疾病，某些疫苗的接种可以防止颅内感染进而减轻脑部损伤。接种疫苗本身不会引发癫痫，是由于接种疫苗后可能出现发热、过敏等反应，使得诱发癫痫阈值降低，所以尽管部分癫痫患者接种疫苗存在诱发癫痫的风险，但一般不影响患者的远期预后。总的来说，不应简单地将癫痫列为所有疫苗接种的禁忌证。

接种建议：

（1）可以接种：6个月及以上未发作的癫痫患者（癫痫已控制），无论是否服用抗癫痫药物，可以接种所有疫苗。有癫痫家族史者可以接种疫苗。

（2）暂缓接种：近6个月内有癫痫发作的患者；癫痫诊断尚未明确；伴发其他进行性脑部疾病，应等待诊断明确后再决定是否接种和如何接种。

四、儿童用药注意事项

针对儿童生长发育不同时期，药物代谢具有不同特点的注意事项，具体内容如下：

（一）婴幼儿期癫痫治疗应注意药物的安全性

（1）新生儿和婴儿的肝、肾功能发育尚未完全成熟，对药物的代谢和排泄能力差，药物在体内半衰期长，容易蓄积中毒；而婴幼儿至学龄前期，其体内药物代谢速率快，半衰期短，因此应在血药浓度监测下，根据临床疗效调整剂量。

（2）注意监测药物不良反应，定期查肝、肾功能及血常规等，尤其应注意丙戊酸钠在年龄<2岁或有遗传代谢病的患儿发生肝损害的危险性。奥卡西平在2岁以下婴幼儿部分发作性癫痫患者中有良好的疗效，但存在腹泻、呕

吐和皮疹等轻微不良反应，相对其他的 ASMs，其安全性和耐受性较好。左乙拉西坦治疗 1 个月至 4 岁婴幼儿部分性癫痫，疗效持久，安全耐受性良好，但有嗜睡和易激怒的不良反应。

（二）学龄前期和学龄期儿童癫痫治疗应注意其认知功能

学龄前期和学龄期是大脑发育的高峰期，其功能更易受影响，在此期间，家长和医生都非常关心 ASMs 对癫痫患儿学习能力和认知功能的影响。31% ~ 41% 的癫痫患儿有学习障碍、行为障碍和轻微的智力迟钝。影响认知功能的原因较多，如频繁、长程癫痫发作或痫性放电，ASMs、癫痫手术的治疗、病前已存在的智力低下和脑内基础病变、不良社会心理因素压力等，其中最主要的是癫痫发作频率和药物不良反应。因此，对学龄前期和学龄期的儿童癫痫治疗用药时要充分考虑对患儿认知功能的影响。

（三）青春前期和青春期癫痫治疗应注意患者的生长发育

1. 抗癫痫药对生长发育的影响

ASMs 对癫痫患儿生长发育的影响，要考虑其长期治疗的安全性，特别是在体重、内分泌和骨代谢等方面。抗癫痫药对体重及生长发育有影响，可能导致日后发生血脂异常、高血压、糖尿病和动脉硬化，同时也可能影响身高。在 ASMs 中，非氨酯、托吡酯、唑尼沙胺可引起体重的减轻；加巴喷丁、普瑞巴林、丙戊酸钠及卡马西平可引起体重的增加；而左乙拉西坦、拉莫三嗪、苯妥英钠则对患儿体重无明显影响。

2. 抗癫痫药对生殖内分泌功能的影响

激素对青少年的性成熟、骨健康及神经发育的调节相当重要。性激素水平，如雌激素、雄激素、睾酮和硫酸脱氢表雄酮的紊乱，药物可能会导致多囊卵巢综合征、月经紊乱、青春期发育异常和睾丸体积小等生殖系统问题。例如：卡马西平和拉莫三嗪显著影响部分女性激素水平；左乙拉西坦和拉莫三嗪轻微影响部分男性激素水平；而卡马西平显著影响多种男性激素水平；丙戊酸钠影响激雄烯二酮（一种具有雄性激素样作用的甾体化合物）的水平；左乙拉西坦并不诱导青春期前儿童的生殖激素变化，因此应用于青春期前儿童的癫痫治疗相对安全。另外，神经内分泌系统的改变，一定程度上与药物有关，因此儿童期使用 ADEs，要考虑是否会给成长关键期的生殖和内分泌系统造成不良影响。

3. 抗癫痫药对骨骼发育的影响

骨骼的发育异常在学龄期和青春期较为常见，主要是骨龄异常和骨代谢增加。癫痫患儿长期服用 ASMs 通常会加重骨骼异常的风险，导致创伤性骨折的发生率增加。ASMs 影响骨代谢的机制，主要与活性维生素 D 水平的降低、钙吸收减少以及甲状旁腺素升高有关。不同的 ASMs，如苯妥英钠、苯巴比妥、卡马西平等已明确对骨密度有负面的影响，具有导致骨质疏松的风险；丙戊酸钠可使血钙浓度增加，维生素 D 代谢降低，骨代谢标志物增加，应结合临床情况选择对骨密度和骨代谢影响较小的 ASMs 治疗。

（四）其他注意事项

综合以上三方面，家长还需注意以下方面：

（1）儿童对疾病认识不足，且自控能力比较差，此外，长期服药容易产生厌烦感，因此家长应该注意患儿的服药情况，避免错服、漏服，同时关注患儿的服药情绪，及时给予关怀。

（2）ASMs 使用可能影响儿童生长发育和认知功能，儿童生长发育不同时期药物代谢具有不同特点，家长要多注意观察药物的不良反应，如患儿的精神行为有无异常，反应有无减慢，皮肤有无瘙痒，是否有皮疹，服药后有无食欲减少、恶心呕吐等。

（3）对有些儿童期特殊的癫痫性脑病除 ASMs 治疗外，可选用肾上腺皮质激素、生酮饮食等特殊治疗方法。

（4）一些良性的儿童癫痫综合征因可以自发缓解，故不应过度治疗。

五、儿童癫痫患者预后

儿童癫痫的预后状况如下：50% ～70% 的儿童癫痫通过早期诊断、正规治疗预后良好。预后不确切的癫痫占 10% ～20%，抗癫痫药物能够控制发作，但撤药后会复发，需终生服药；外科手术可能会得到改善。另有 20% 左右的儿童癫痫预后不良。由于引起癫痫的原因异常复杂，如神经系统疾病或全身性疾病等，抗癫痫药物仅能减轻发作。

第三节 老年癫痫患者的管理

一、需要与癫痫鉴别的疾病

（一）老年患者的常见病因

老年患者多为继发性，有一部分病例找不到明确的致病原因，而遗传因素相关的特发性癫痫极少见。继发性癫痫中最常见病因如下：

（1）脑卒中、脑肿瘤、头外伤、阿尔茨海默病、中枢神经系统感染是较为常见的病因。

（2）药物和毒物。由于老年患者共患病的存在，使用的药物可能有致癫痫的作用。例如抗精神病药物、抗抑郁剂、抗生素类、茶碱、左旋多巴、噻嗪类利尿剂、安非他酮、氯米帕明、氟西汀和酚噻嗪类；此外，酒精戒断、CO 中毒等均会诱发癫痫发作。

（3）电解质紊乱、发热性疾病、低血糖或高血糖以及甲状腺功能减退等代谢性疾病也会诱发癫痫发作，但是这些情况通过实验室检查及体格检查很容易发现，而且往往也不需要长期使用抗癫痫药物治疗。

（二）老年患者的常见鉴别诊断

（1）神经系统疾病：短暂性脑缺血发作、短暂性全面遗忘症、偏头痛相关的意识模糊、晕厥（尤其是抽搐性晕厥）以及痴呆合并的躁狂。

（2）心血管系统疾病：血管迷走性晕厥、α 受体阻滞剂致体位性低血压晕厥、心律失常、颈动脉窦综合征、器质性心脏病。

（3）内分泌/代谢性疾病：低血糖症、低钠血症、低钾血症。

（4）睡眠障碍：睡眠呼吸暂停综合征、快速眼动睡眠紊乱、发作性睡病。

（5）精神性疾病：心因性非癫痫发作、精神异常。

此外，老年非惊厥性癫痫容易误诊、漏诊，与癫痫的发作形式有关，这类癫痫大多为部分性发作，且以简单部分性发作为主，持续时间短暂，不像全身强直阵挛性发作一样引起关注，并且老年人通常存在很多基础疾病，如代谢障碍性疾病、高血压及心脑血管病等。这些疾病容易产生与癫痫发作相混淆的非癫痫发作。

鉴别处理：将病因、临床表现、既往服药情况等与长程视频监测脑电图、经颅多普勒超声（TCD）、头颅磁共振血管造影（MRA）等检查结合，做出判断。

二、老年患者用药注意事项

（一）老年患者选择抗癫痫药物的原则

（1）国际抗癫痫联盟（ILAE）指南提出，拉莫三嗪和加巴喷丁被认为更适合应用于首次部分性发作的老年患者。

（2）对有明确诱因的发作，应尽量避免诱发因素。

（3）首选单药治疗，避免药物用量过大或加药速度过快，加强血药浓度监测。

（4）多数老年患者服用单一ASMs即有效，但少数患者需要联合用药。药物联合治疗应尽量选择不同作用机制的药物，避免相同不良反应药物的合用。

（二）老年患者选择抗癫痫药物的特殊性

（1）老年人特殊的生理、病理特点导致药物代谢率低、半衰期长，因此，抗癫痫药物的使用仍以单一用药、小剂量治疗为主，同时考虑到其疗效、安全性、耐受性及与其他药物的相互作用，必要时进行血药浓度监测，以期在最小的剂量和最少的不良反应下达到最佳的控制效果。对于发病年龄早的老年患者，随着年龄增长和病情变化，必要时也需要及时评估及调整治疗。关于癫痫发作控制后能否安全撤药尚无一致意见，因此多数老年患者将终生服药。

（2）由于个体差异大，用药不存在绝对的最好、最快、最有效，应对老年患者进行综合评估，酌情选用药物。根据患者的癫痫发作类型、药物副作用大小、药物来源、药物价格、患者年龄和性别等多种因素来制定治疗方案，目前最主要的依据是癫痫发作的类型。如果药物选择不当，不仅治疗无效，甚至还可能加重癫痫发作。

（3）对老年性癫痫而言，理想的抗癫痫药物应具有最低的蛋白结合力、最低的氧化代谢率、最低的神经毒性。新型的抗癫痫药物拉莫三嗪、加巴喷丁、左乙拉西坦符合此标准。加巴喷丁、左乙拉西坦由肾脏排泄，老年患者由于内生肌酐清除率的降低，使用剂量应当按原则进行减量。

（4）值得注意的是，当强直阵挛发作得到控制后，一些患者仍存在部分性发作或新出现部分性发作，但患者和家属常常对部分性发作认识不足，误认为发作已经得到控制，存在盲目减停药物的风险；另外，独自居家的老年人，由于记忆力、认知功能的减退可能出现漏服、错服现象。这些因素都可能导致病情加重，甚至癫痫持续状态，严重者危及生命，因此对患者进行治疗的同时需加强对患者及家属的教育宣教。

（三）癫痫及抗癫痫药物会加重骨质疏松吗

骨质疏松和骨折在老年人中常见，老年癫痫患者的风险更高。癫痫的发生使跌倒和骨折的危险增加了 2~6 倍。常见原因如下：

（1）抗癫痫药物的酶诱导会使维生素 D 的分解代谢加速，从而减少钙的吸收，引起继发性的甲状旁腺机能亢进，增加骨质的流失。

（2）随着年龄的增长，下丘脑—垂体—性腺轴会发生变化，尤其是女性绝经后体内多种激素浓度发生改变，如雌激素、生长激素、甲状腺激素水平下降，甲状旁腺激素水平升高，这些激素的变化或独自或协同作用，使成骨细胞活性降低，破骨细胞的活性增强，导致骨转换加速，骨量丢失增加。

因此，对老年患者骨密度的观察非常重要，而且有必要对这部分患者进行骨质疏松的预防。补充钙剂、维生素 D、二磷酸盐、降钙素，激素替代治疗、雌激素调节等都是对骨质丢失有效的治疗手段。

三、老年患者预后

影响癫痫的预后因素包括癫痫的自然病史、病因、病情和治疗情况等。老年患者中能找到明确癫痫病因的患者预后较差，但总体而言，大多数癫痫患者接受 ASMs 治疗后预后较好，约2/3 患者可获长期发作缓解，其中部分患者完全停药后长期无发作。此外，大多数抗癫痫药都有不同程度的副作用，但通常而言，不会对寿命造成影响。

第五章

［癫痫的延伸服务］

第一节　癫痫患者照顾者的自我管理

一、癫痫患者照顾者面临的压力

1. 身体压力

家属在照顾患者的同时还需要兼顾家庭以及工作等，导致家庭生活失衡，长期照护使照顾者的身体机能下降。

2. 经济压力

癫痫患者需要长期复诊、吃药，这本身就是一笔很大的费用，加之在照护过程中产生的额外费用，经济负担加重，低收入家庭甚至存在负债现象。

3. 信息缺乏

研究显示，照顾者因缺乏癫痫相关知识，过分担心，往往造成焦虑，进而面对疾病不知如何实施照护，也不确定照护是否正确，加之由于文化程度差异，会影响照顾者的对于知识的接收程度。

4. 心理压力

照顾者自身在长期应对慢性疾病的过程中容易产生负面性情绪，如果不能及时地调整生活状态，负面情绪会越积越多，将直接影响到患者的照顾质量。患者和家属的疾病及用药知识缺乏，尤其是小儿自我管理能力差，癫痫的直接照顾者承受较大的心理压力，且长期照护容易产生负面情绪。据调查显示，60%的癫痫患者照顾者存在抑郁症状，焦虑症状更高达62%，严重影响其生活质量。常出现精神紧张、疲乏无力、失眠多梦、食欲不振、孤独苦闷、易怒等症状，与以下因素有关：

（1）性别：女性较男性更易出现心理障碍和健康问题。

（2）年龄：30~50岁的中年人心理问题偏多。

（3）文化程度：文化程度与家属的心理压力呈反比。

（4）经济状况：经济状况负担与心理压力呈正比。

（5）职业：有工作的照顾者较没有工作的身心压力大。

（6）疾病相关知识水平：对疾病相关知识了解得越多，产生的心理压力及负担越小。

二、癫痫患者照顾者如何应对压力

1. 心理调节

照顾者要及时调整负面情绪，积极乐观地应对各种压力；男性多给予女性支持，包括经济、生活、心理等方面；对于年长的家属应给予更多的帮助和重视；积极学习癫痫知识，纠正错误观念，减少负面情绪产生的不良影响；对癫痫患者照顾者进行有针对性的心理干预，改善不良心态，减少负面情绪的产生和身体的不适症状，提高对患者康复的信心；避免长期固定照顾者，最好是不同的家属轮流照顾，以免出现情绪崩溃等；处在维持阶段的患者家属应向还在探索护理方式的家属多分享护理经验、康复进程，增强家属的信心。

2. 社会支持

良好的社会支持能给予个人物质帮助、情感支持、信息支持等，对缓解个体精神压力、不良情绪有重要意义。社会和政府应对照护压力大的家属提供支持，尤其是文化程度低、居住地在农村的低收入家庭。

3. 疾病宣导

通过文字、图片、视频等方式向患者家属讲解疾病相关知识，讲解抢救方式，也可建立沟通平台如微信、QQ等方式，患者出院后依然可以获得指导。院内可设一位专职护士帮助患者家属解决在生活中遇到的护理难题，对于家属提出的疾病管理问题进行及时指导。

第二节　常用信息渠道和评估工具

一、常用信息平台

（1）网站：官方网站可获取可靠的癫痫相关信息，如中国抗癫痫协会官方网站 www.caae.org.cn。中国抗癫痫协会是我国癫痫界最高的学术组织，协会官方网站包括"会议纵横""合作伙伴""资源库"等多个版块，内容丰富，是中国癫痫领域的门户网，从中可以了解到癫痫方面的正确信息资源。

（2）公众号：关注"中国抗癫痫协会"和"四川大学华西医院神经内科"公众号，可及时获取癫痫相关疾病知识。

（3）期刊：可订阅《癫痫杂志》。该杂志是由教育部门主管，四川大学主办的医学专业类学术期刊。

二、跌倒风险评估量表

（一）Morse 跌倒风险评估量表

Morse 跌倒风险评估量表（morse fall scale，MFS）是由美国宾夕法尼亚大学 Janice Morse 教授于 1989 年研发的专门用于测量住院患者跌倒风险的评估量表。目前其已被翻译成多种语言在世界各地的医疗机构广泛使用。

Morse 跌倒风险评估量表见表 5-1。

表 5-1　Morse 跌倒风险评估量表

条目	评分标准
近 3 个月内有跌倒史	无计 0 分　　有计 25 分
超过 1 个医学诊断	无计 0 分　　有计 15 分
使用行走辅助用具	卧床休息、活动由护士照顾或不需要使用计 0 分 使用拐杖、手杖、助行器计 15 分 扶靠家具行走计 30 分

续表

条目	评分标准
静脉输液或使用肝素锁	无计 0 分　　有计 20 分
步态	正常、卧床休息不能活动计 0 分 双下肢软弱乏力计 10 分 残疾或功能障碍计 20 分
认知状态	量力而行计 0 分 高估自己或忘记自己受限制计 15 分

注：总分为 125 分，得分越高表示跌倒风险越大。风险等级：得分 <25 分为低风险；得分 25~45 分为中度风险；得分 >45 分为高风险。

（二）约翰霍普斯金跌倒风险评估量表

约翰霍普斯金跌倒风险评估量表（John Hopkins fall risk assessment tool，JHFRAT）由 Poe 等于 2007 年研制，已由美国约翰霍普金斯医院及其他合作医院广泛应用。2015 年该量表有了中文版，中文版信效度良好，适用于评估我国住院患者的跌倒风险。

约翰霍普斯金跌倒风险评估量表见表 5-2。

表 5-2　约翰霍普斯金跌倒风险评估量表

条目	评分标准	
第一部分		
昏迷或完全瘫痪		低风险
住院前 6 个月内 >1 次跌倒史，住院期间因跌倒史或医院制度规定为跌倒高风险		高风险
第二部分		
年龄	60~69 岁	1 分
	70~79 岁	2 分
	≥80 岁	3 分
跌倒史	最近 6 个月有 1 次不明原因跌倒经历	5 分

续表

条目	评分标准	
用药史（高危用药如镇痛药、患者自控镇痛 PCA 和阿片类药、抗惊厥药、降压利尿药、催眠药、泻药、镇静剂和精神类药数量）	1 个高危药	3 分
	2 个及以上	5 分
	24 小时内有镇静史者	7 分
患者携带管道数	1 根	1 分
	2 根	2 分
	3 根以上	3 分
认知能力	定向力障碍	1 分
	烦躁	2 分
	认知限制或障碍	4 分
大小便排泄	失禁	1 分
	紧急和频繁的排泄	4 分
活动能力	患者移动/转运或行走时需要辅助或监管	2 分
	步态不稳	2 分
	视觉或听觉障碍而影响活动	2 分

注：活动能力和认知能力两个条目为多选题，其余为单选题。计分方式为各选项累计相加，得分范围0～35分，得分越高表示跌倒风险越大。结果分为低度风险（＜6分）、中度风险（6~13分）、高度风险（＞13分）。

三、焦虑评估量表

（一）广泛性焦虑量表－7

广泛性焦虑量表－7（7－item generalized anxiety disorder scole，GAD－7）是 Spitzer 团队于 2007 年以基层医疗就诊人群为研究对象开展的大样本研究出的。国外已有较多的研究对 GAD－7 的心理测量特性进行检验，GAD－7 因其简单、可靠的优势被广泛应用于临床实践。中文版 GAD－7 在综合医院普通门诊筛查广泛性焦虑障碍具有良好的信度和效度。其仅作为筛查量表，不能作为诊断。因此 GAD－7 筛查阳性的患者，可进一步转诊至转科，通过心理专科访谈进行确诊。

广泛性焦虑量表－7见表5－3。

表5－3　广泛性焦虑量表－7（GAD－7）

条目	评分标准			
	完全不会 计0分	几天 计1分	一半以上的日子 计2分	几乎每天 计3分
1. 感觉紧张、焦虑或者急切				
2. 不能停止或者控制担忧				
3. 对各种各样的事情担忧过多				
4. 很难放松下来				
5. 由于不安而无法静坐				
6. 变得容易烦躁或急躁				
7. 感到似乎将有可怕的事情发生而害怕				

注：0~4无焦虑，5~9轻度焦虑，10~14中度焦虑，15~21重度焦虑。

（二）焦虑自评量表

焦虑自评量表（self－rating anxiety scale，SAS）是由William W. K. Zung于1971年编制，应用相对广泛，主要用来分析患者的主观症状及感受，适用于有焦虑症状的成年人。SAS由患者本人根据1周内出现的症状频度自行填写，该问卷的严重程度是与普通人负面感受相比较的，划界值和严重程度也是在普通人群中按得分分布确立的。

焦虑自评量表见表5－4。

表5－4　焦虑自评量表（SAS）

请阅读下面20条文字，根据您最近一周身体实际感觉，在后面的4个选项中选择一个符合自己真实情况的选项。

评定项目	很少有1	有时有2	经常有3	整天有4
1. 我觉着比平时容易紧张或着急（焦虑）				
2. 我无缘无故感到害怕（害怕）				
3. 我容易感到心里烦乱或觉着惊恐（惊恐）				

续表

评定项目	很少有1	有时有2	经常有3	整天有4
4. 我觉着我可能将要发疯（发疯感）				
*5. 我觉着一切都很好，也不会发生什么不幸（不幸预感）				
6. 我于脚发抖、打颤（于足颤抖）				
7. 我因为头痛、颈痛或背痛而苦恼（躯体疼痛）				
8. 我感到容易衰弱和疲乏（乏力）				
*9. 我觉着心平气和，并且容易安静坐着（不能静坐）				
10. 我觉着心跳很快（心慌）				
11. 我因为一阵阵头痛而苦恼（头昏）				
12. 我有晕倒发作，或觉得要晕倒似的（晕厥感）				
*13. 我吸气呼气都感到很容易（呼吸困难）				
14. 我的手脚麻木刺痛（手足刺痛）				
15. 我因为胃痛和消化不良而苦恼（胃痛或消化不良）				
16. 我常常要小便（尿频）				
*17. 我的手脚常常是干燥、温暖的（多汗）				
18. 我的脸发红（面部潮红）				
*19. 我容易入睡并且一夜睡得很好（睡眠障碍）				
20. 我常做噩梦				

注："＊"为反向评分，其余条目为正向按照1、2、3、4评分，总和为粗分，20个项目的粗分相加乘以1.25，取整数部分，得到标准分。SAS标注分界值为50分，轻度焦虑50～60分，中度焦虑60～70分，重度焦虑≥70分，得分越高，焦虑程度越重。

四、抑评估郁量表

（一）神经系统疾病抑郁问卷－癫痫

2006年美国Gilliam等学者新制定了一种快速而准确的癫痫抑郁量表即

neurological disorders depression inventory – epilepsy （NDDI – E），NDDI – E 用以筛选成人癫痫的抑郁症，量表设计排除癫痫自身神经认知缺陷和抗癫痫药物不良反应与抑郁症状的重叠表现，得到国际和国内专家的广泛验证和应用，是多数国家公认的唯一在成人癫痫患者中快速筛查抑郁的专用筛查量表。

神经系统疾病抑郁问卷－癫痫（NDDI – E）中文版见表 5 – 5。

表 5 – 5　神经系统疾病抑郁问卷－癫痫（C – NDDI – E）中文版

请根据您过去 2 周的情况，圈出最合适的答案。

项目	总是或经常有	有时候	很少	没有
一切都是纠结	4	3	2	1
做什么都是错的	4	3	2	1
有罪恶感	4	3	2	1
我倒不如死了的好	4	3	2	1
不顺心	4	3	2	1
很难找到快乐	4	3	2	1

注：抑郁标准总分≥14。

（二）抑郁自评量表

抑郁自评量表（SDS）见表 5 – 6。

表 5 – 6　抑郁自评量表（SDS）

请阅读下面20条文字，根据您最近一周身体实际感觉，在后面的 4 个选项中选择一个符合自己真实情况的选项。

评定项目	没有计1	少有计2	常有计3	一直有计4
1. 我感到沉重、忧愁（忧郁）				
*2. 我感到早晨心情最好（晨重夜轻）				
3. 我一阵阵想哭（易哭）				
4. 我晚上睡觉不好（睡眠障碍）				
*5. 我吃饭像平时一样多（食欲减退）				
*6. 我与异性朋友接触时和以往一样感到快乐（性兴趣减退）				

续表

评定项目	没有计1	少有计2	常有计3	一直有计4
7. 我感到体重减轻（体重减轻）				
8. 我为便秘烦恼（便秘）				
9. 我的心跳比平时快（心悸）				
10. 我无故感到疲劳（易倦怠）				
*11. 我的头脑像往常一样清楚（思考困难）				
*12. 我做事像平时一样不感到困难（能力减退）				
13. 我坐卧不安，难以保持平静（不安）				
*14. 我对未来感到有希望（绝望）				
15. 我比平时更容易激怒（易激惹）				
*16. 我觉着决定什么事很容易（决断困难）				
*17. 我感到自己是有用的，有人需要我（无用感）				
*18. 我的生活很有意义（生活空虚感）				
19. 假如我死了，别人会过得更好（无价值感）				
*20. 我依旧喜爱平时喜欢的东西（兴趣丧失）				

注："＊"为反向评分，其余条目为正向按照1、2、3、4评分，总和为粗分，20个项目的粗分相加乘以1.25，取整数部分，得到标准分。抑郁界值为53分，轻度抑郁53～62分，中度抑郁63～72分，重度抑郁≥72分。

（三）贝克抑郁量表

贝克抑郁量表（Beck Depression Inventory，BDI）是应用最为广泛的抑郁症状自评量表之一，在各种疾病人群和普通人群的抑郁症状评估中均得到应用。1996年贝克等根据抑郁症诊断标准对 BDI-Ⅰ 进行了修订，其中18个条目的文字进行了修改，推出了该量表的第2版（BDI-Ⅱ），并迅速在临床与研究中推广应用，目前已经被翻译为西班牙语、日语、波斯语等多种语言版本。

贝克抑郁量表中文版第2版见表5-7。

表5-7 贝克抑郁量表中文版第2版

指导语：本问卷有21组陈述句，请仔细阅读每个句子，然后根据您近2周（包括今天）的感觉，从每一组中选择一条最适合您情况的项目。如果一组句子中有2条以上适合您，请选择最严重的一个。请注意：每组句子只能选择一个条目。

序号	0分	1分	2分	3分
1	我不觉得悲伤	很多时候我都感到悲伤	所有时间我都感到悲伤	我太悲伤或太难受，不堪忍受
2	我没有对未来失去信心	我比遗忘更加对未来没有信心	我感到前景黯淡	我觉得将来毫无希望，且只会变得更糟
3	我不觉得自己是个失败者	我的失败比较多	回首往事，我看到一大堆的失败	我觉得自己是一个彻底的失败者
4	我和过去一样能从自己喜欢的事情中得到乐趣	我不能像过去一样从喜欢的事情中得到乐趣	我从过去喜欢的事情中获得的快乐很少	我完全不能从过去喜欢的事情中获得快乐
5	我没有特别的内疚感	我对自己做过或该做但没做的许多事情感到内疚	在大部分时间里我都感到内疚	我任何时候都感到内疚
6	我没觉得自己在受惩罚	我觉得自己可能会受到惩罚	我觉得自己会受到惩罚	我觉得自己正在收到惩罚
7	我对自己的感觉同过去一样	我对自己丧失了信心	我对自己感到失望	我讨厌我自己
8	与过去相比，我没有更多的责备或批评自己	我比过去责备自己更多	只要我有过失，我就责备自己	只要发生不好的事情，我就责备自己
9	我没有任何自杀的想法	我有自杀的想法，但我不会去做	我想自杀	如果有机会我就会自杀
10	和过去比较，我哭的次数并没有增加	我比过去哭的多	现在任何小事都会让我哭	我想哭，但哭不出来

续表

序号	0分	1分	2分	3分
11	我现在没有比过去更加烦躁	我比过去更容易烦躁	我非常烦躁或不安，很难保持安静	我非常烦躁不安，必须不停走动或做事情
12	我对其他人或活动没有失去兴趣	和过去相比，我对其他人或事的兴趣减少了	我失去了对其他人或事的大部分兴趣	任何事情都很难引起我的兴趣
13	我现在能和过去一样作决定	我现在作决定比以前困难	我作决定比以前困难了很多	我作任何决定都很困难
14	我不觉得自己没有价值	我认为自己不如过去有价值或有用了	我觉得自己不如别人有价值	我觉得自己毫无价值
15	我和过去一样有精力	我不如从前有精力	我没有精力做很多事情	我做任何事情都没有足够的精力
16	我没觉得睡眠有什么变化	我的睡眠比过去略少	我的睡眠比以前少了很多，或多了很多	我根本无法睡觉，或我一直想睡觉
17	我并不比过去容易发火	与过去相比，我比较容易发火	与过去相比，我非常容易发火	我现在随时都很容易发火
18	我没觉得食欲有什么变化	我的食欲比过去略差，或略好	我的食欲比过去差了很多，或好很多	我完全没有食欲，或总是非常渴望吃东西
19	我和过去一样可以集中精神	我无法像过去一样可以集中精神	任何事情都很难让我长时间集中精神	任何事情都无法让我集中精神
20	我没觉得比过去累或乏力	我比过去更容易累或乏力	因为太累或者太乏力，许多过去常做的事情不能做了	因为太累或者太乏力，大多数过去常做的事情不能做了
21	我没觉得最近对性的兴趣有什么变化	我对性的兴趣比过去少了	现在我对性的兴趣少了很多	我对性的兴趣已经完全丧失

注：根据抑郁严重程度分为无抑郁＜10分、轻度抑郁10~18分、中度抑郁19~29分和重度抑郁≥30分。

五、智力/认知功能评估量表

(一) 蒙特利尔认知评定量表

蒙特利尔认知评定量表（MoCA 量表）由加拿大 Nasreddine 等根据临床经验并参考简易精神状态量表（MMSE）的认知项目和评分而定制。2004 年 11 月确定最终版本，是一个用来对认知功能异常进行快速筛查的评定工具。目前，MoCA 量表已被翻译成 24 种不同语言版本并被多个国家广泛推荐应用。

蒙特利尔认知评定量表见表 5-8。

表 5-8　蒙特利尔认知评定量表

姓名：＿＿＿　性别：＿＿　年龄：＿＿　教育年限：＿＿　评估日期：＿＿＿＿＿

视空间与执行功能			得分
[ ]	复制立方体 [ ]	画钟表（11 点过 10 分）(3 分) 轮廓 [ ]　　指针 [ ] 数字 [ ]	＿/5
命名	[ ]　　[ ]　　[ ]		＿/3

记忆	读出下列词语，然后由患者重复上述过程重复 2 次，5 分钟后回忆。		面孔	天鹅绒	教堂	菊花	红色	不计分
		第一次						
		第二次						

注意	读出下列数字,请患者重复（每秒 1 个）。	顺背 [ ] 21854	__/2
		倒背 [ ] 742	

读出下列数字,每当数字出现 1 时,患者敲 1 下桌面,错误数大于或等于 2 不给分。 [ ] 5213941180621519451114190511 2	__/1

100 连续减 7 [ ] 93 [ ] 86 [ ] 79 [ ] 72 [ ] 65 4 - 5 个正确得 3 分, 2 - 3 个正确得 2 分, 1 个正确得 1 分, 0 个正确得 0 分	__/3

语言	重复:	"我只知道今天张亮是帮过忙的人" [ ] "当狗在房间里的时候,猫总是藏在沙发下" [ ]	__/2
	流畅性:	在 1 分钟内尽可能多地说出动物的名字。[ ] _____ （N≥11 名称）	__/1

抽象	词语相似性: 香蕉—桔子 = 水果 [ ] 火车—自行车 [ ] 手表—尺子	__/2

延迟回忆	没有提示	面孔 [ ]	天鹅绒 [ ]	教堂 [ ]	菊花 [ ]	红色 [ ]	只在没有提示的情况下给分	__/5
选项	类别提示:							
	多选提示:							

定向	[ ] 星期 [ ] 月份 [ ] 年 [ ] 日 [ ] 地点 [ ] 城市	__/6

正常≥26/30	总分 __/30（教育年限≤12 年加 1 分）

（二）简易精神状态量表

1975 年 Folstein 等设计了一个用于评定老年人认知功能障碍等级的量表,并且被用于检查 Alzheimer 病早老性痴呆和治疗的效果,但是对于治疗后的改变其敏感性差。此量表因为设计合理,应用广泛和简洁,是医生很好的选择。

简易精神状态量表见表 5 - 9。

表 5 - 9　简易精神状态量表（MMSE）

序号	项目	评分	
1	今年的年份?	1	0
2	现在是什么季节?	1	0
3	今天是几号?	1	0

续表

序号	项目	评分	
4	今天是星期几？	1	0
5	现在是几月份？	1	0
6	你现在在哪一省（市）？	1	0
7	你现在在哪一县（区）？	1	0
8	你现在在哪一乡（镇、街道）？	1	0
9	你现在在哪一层楼上？	1	0
10	这里是什么地方？	1	0
11	复述：皮球	1	0
12	复述：国旗	1	0
13	复述：树木	1	0
14	100－7 是多少？	1	0
15	辨认：铅笔	1	0
16	复述：四十四只石狮子	1	0
17	按图片：闭眼睛（1）	1	0
18	用右手拿纸	1	0
19	将纸对折	1	0
20	放在大腿上	1	0
21	说一句完整句子	1	0
22	93－7	1	0
23	86－7	1	0
24	79－7	1	0
25	72－7	1	0
26	回忆：皮球	1	0
27	回忆：国旗	1	0

续表

序号	项目	评分	
28	回忆：树木	1	0
29	辨认：手表（2）	1	0
30	按样作图	1	0

注：满分 30 分，正确计 1 分。文盲≥17 分，小学≥20 分，初中及以上≥24 分。

（1）按卡片上书写的指令动作（闭眼睛）。

（2）辨认：出示手表问是不是刚才他看过的物体。

六、生活自理能力评估量表

Barthel 指数评估量表

Barthel 指数评估量表（Barthel index，BI）由美国学者 Mshoney 和 Banhel 在 1965 年设计制定，是美国康复治疗机构最常用的一种评定日常生活活动能力（ADL）的方法。该量表自 20 世纪 80 年代引入我国后，在日常生活活动能力评定时也普遍采用这种评定方法。

Barthel 指数评价量表见表 5-10。

表 5-10　Barthel 指数评估量表

ADL 项目	自理	稍依赖	较大依赖	完全依赖
进食	10	5	0	0
洗澡	5	0	0	0
修饰（洗脸、梳头、刷牙、刮脸）	5	0	0	0
穿衣	10	5	0	0
控制大便	10	5	0	0
控制小便	10	5	0	0
上厕所	10	5	0	0
床椅转移	15	10	5	0
行走（平地 45m）	15	10	5	0

注：0~20 分为极重度功能障碍，25~45 分为重度功能障碍，50~70 分为中度功能障碍，75~95 分为轻度功能障碍，100 分为自理。

七、共患偏头痛评估量表

共患偏头痛评估量表见表 5 - 11。

表 5 - 11 成人癫痫共患偏头痛的筛查

你头痛时有如下症状吗？	
1. 近 3 月内是否有 1 天因头痛导致社会、职业、学习或日常活动受影响？	是/否
2. 头痛时有恶心或者胃部不适吗？	是/否
3. 头痛时畏光吗？	是/否

注：筛查癫痫共患偏头痛时≥2 个回答"是"则偏头痛筛查阳性。

参考文献

［1］曹咪，邓艳春. 癫痫发作诱发因素的初步调查［J］. 癫痫杂志，2019，5（04）：263－267.

［2］常琳，王小姗. 中国癫痫流行病学调查研究进展［J］. 国际神经病学神经外科学杂志，2012，39（2）：161－164.

［3］崔琳. 150 例低钙血症抽搐患儿的脑电图分析［J］. 中国妇幼保健，2009，24（36）：5152－5153.

［4］陈子怡，王爽，倪冠中，等. 2017 年 ILAE 癫痫发作分类关于 Awareness 的解读［J］. 中国神经精神疾病杂志，2018，44（7）：385－387.

［5］成人癫痫患者长程管理共识专家协作组. 关于成人癫痫患者长程管理的专家共识［J］. 2013，46（7）：496－499.

［6］戴鸿都，吴菁，刘安祥，等. 以抽搐伴意识障碍为首发症状的低钙血症一例［J］. 海南医学，2020，31（12）：1624－1625.

［7］冯晓娜. 基于癫痫质控平台患者病因、发作类型与抗癫痫药物的回顾性研究［D］. 长春：吉林大学，2020.

［8］冯智英. 国际抗癫痫联盟关于发作和癫痫分类框架术语及概念最新修订版的解读［J］. 神经病学与神经康复学杂志，2016，12（3）：117－122.

［9］杭州市疾病预防控制中心，苏州市疾病预防控制中心，上海市疾病预防控制中心，等. 特殊健康状态儿童预防接种专家共识之八——癫痫与预防接种［J］. 中国实用儿科杂志，2019，34（2）：82－84.

［10］姜颖. 癫痫诊断及鉴别诊断的临床思考［J］. 中国医药指南，2016，14（11）：296－297.

［11］刘莎莎. 老年性癫痫病因和临床特点分析［D］. 重庆：重庆医科大

学，2017.

［12］李文倩，苏兰妹，郎永翠，等. 287 例热性惊厥患儿的脑电图分析
［J］. 癫痫与神经电生理学杂志，2020，29（4）：223－225.

［13］庞杰. 叶酸对抗癫痫药物治疗的女性癫痫患者妊娠并发症和妊娠结局的
影响［D］. 天津：天津医科大学，2019.

［14］许颖超，华青，孙妍萍，等. 遗传代谢性癫痫研究进展［J］. 精准医学
杂志，2019，03：277－280.

［15］孙晴晴，张亚男，汤琪，等. 癫痫共病睡眠障碍治疗中国专家共识解读
与评价［J］，2020，37（11）：1039－1042.

［16］王丹，曾可斌. 老年癫痫的病因及治疗进展［J］. 中华临床医师杂志
（电子版），2013，7（1）：166－167.

［17］叶建林，徐晓华，洪荣，等. 不同发育阶段儿童癫痫的用药特点及不良
反应研究进展［J］. 中国临床药理学杂志，2015（2）：155－157.

［18］易爱玲，杜光，杨希. 抗癫痫药物个体化用药的使用情况分析［J］. 中
国临床药理学杂志，2019，35（15）：1674－1676.

［19］尹延肖. 癫痫发作的诱发因素调查［D］. 南京：南京医科大学，2017.

［20］尹延肖，余年，狄晴. 癫痫发作诱因的研究现状［J］. 癫痫杂志，
2017，3（04）：310－314.

［21］刘慧菁，刘银红. 老年人癫痫的药物治疗［J］. 中华老年医学杂志，
2021，40（2）：260－264.

［22］余年，狄晴. 饮食与癫痫——临床的误区和困惑［J］. 癫痫杂志，
2016，2（4）：349－354.

［23］邱银萍，卞广波. 癫痫儿童的心理障碍特点［J］. 中国妇幼保健，
2010，25（25）：3582－3584.

［24］章殷希，丁美萍. 癫痫相关脑肿瘤的临床研究进展［J］. 癫痫杂志，
2018，01：32－35.

［25］周东. 神经病学［M］. 第3版. 北京：高等教育出版社，2016.

［26］中国抗癫痫协会共患病专业委员会. 癫痫伴焦虑诊断治疗的中国专家共
识［J］. 癫痫杂志，2018，4（3）：185－191.

［27］中国抗癫痫协会共患病专业委员会. 癫痫共患偏头痛诊断治疗的中国专
家共识［J］. 癫痫杂志，2019，5（5）：327－336.

［28］中国抗癫痫协会共患病专业委员会. 癫痫共患睡眠障碍诊断治疗的中国

专家共识 [J]. 癫痫杂志, 2019, 5 (6): 417 - 422.

[29] 中国抗癫痫协会共患病专业委员会. 癫痫共患病筛查工具的中国专家共识 [J], 2020, 6 (2): 89 - 92.

[30] 中国医师协会神经内科分会癫痫专委会. 成人全面性惊厥性癫痫持续状态治疗中国专家共识 [J]. 国际神经病学神经外科学杂志, 2018, 45 (1): 1 - 4.

[31] 中国医师协会神经内科分会癫痫专委会. 妊娠期女性抗癫痫药物应用中国专家共识 [J]. 中国医师杂志, 2015, 17 (7): 969 - 971.

[32] 中华医学会神经病学分会. 国际抗癫痫联盟痫性发作新分类中国专家解读 [J]. 中华神经科杂志, 2019, 52 (11): 977 - 980.

[33] 中国抗癫痫协会. 临床诊疗指南——癫痫病分册 [M]. 北京: 人民卫生出版社, 2015.

[34] 中国医师协会神经内科分会癫痫专委会. 耐药痫定义中国专家共识 [J]. 中国医师杂志, 2015, 17 (7): 964 - 966.

[35] 中国医师协会神经内科分会癫痫专委会. 成人全面性惊厥性癫痫持续状态治疗中国专家共识 [J]. 国际神经病学神经外科学杂志, 2018, 45 (1): 1 - 4.

[36] Berg A T, Berkovic S F, Brodie M J, et al. Revised terminology and concepts for organization of seizures and epilepsies: report of the ILAE Commission on Classification and Terminology, 2005 - 2009 [J]. Epilepsia, 2010, 51 (4): 676 - 685.

[37] Dittner AJ, Wessely SC, Brown RG. The assessment of fatigue: a practical guide for clinicians and researchers [J]. J Psychosom Res, 2004, 56 (2): 157 - 170.

[38] Ferlisi M, Shorvon S. Seizure precipitants (triggering factors) in patients with epilepsy [J]. Epilepsy Behav, 2014, 33: 101 - 105.

[39] Novakova B, Harris PR, Ponnusamy A, Reuber M. The role of stess as a trigger for epileptic seizures: a narrative review of evidence from human and animal studies [J], Epilepsia, 2013, 54 (11): 1866 - 1876.

[40] Tellez - Zenteno JF, Matijevic S, Wiebe S. Somatic comorbidity of epilepsy in the general population in canada [J]. Epilepsia, 2005, 46 (12): 1955 - 1962.